氟中毒动物生殖毒性研究

孙子龙 著

中国轻工业出版社

图书在版编目（CIP）数据

氟中毒动物生殖毒性研究 / 孙子龙著. —北京：中国
轻工业出版社，2016. 12
ISBN 978-7-5019-8194-6

Ⅰ.①氟…　Ⅱ.①孙…　Ⅲ.①氟化物中毒 – 研究
Ⅳ.①R595. 9

中国版本图书馆 CIP 数据核字（2016）第 311812 号

责任编辑：张　磊

策划编辑：张　磊　　责任终审：劳国强　　封面设计：锋尚设计
版式设计：宋振全　　责任校对：李　靖　　责任监印：张　可

出版发行：中国轻工业出版社（北京东长安街 6 号，邮编：100740）
印　　刷：三河市万龙印装有限公司
经　　销：各地新华书店
版　　次：2016 年 12 月第 1 版第 1 次印刷
开　　本：720×1000　1/16　　印张：12.25
字　　数：240 千字
书　　号：ISBN 978-7-5019-8194-6　　　　　定价：80.00 元
邮购电话：010-65241695　传真：65128352
发行电话：010-85119835　85119793　传真：85113293
网　　址：http://www.chlip.com.cn
Email：club@ chlip.com.cn
如发现图书残缺请直接与我社邮购联系调换
161107K1X101HBW

本书由山西农业大学青年拔尖创新人才支持计划项目（TYIT201408）资助出版

序　言

　　氟中毒是全世界广泛存在的一种人畜共患性地方病，亚洲、非洲、欧洲、北美洲、南美洲及大洋洲的 50 多个国家均广泛存在该病。在我国，饮水型、燃煤污染型和饮茶型三种地方性氟中毒病区遍布全国，受威胁人口达到 1.5 亿人，占到全国总人口的 1/10，是全国地方病重点防治对象。

　　动物氟中毒病的报道始于 1907 年，早期的研究集中于牙齿和骨骼的变化，因为牙齿的啮合不齐、骨骼的变形直接与生产相关，影响采食与劳作，导致动物营养不良，生产能力显著下降，最终死亡。1925 年，Schulz 和 Lamb 发现高氟与雄性生殖有确切的联系，从此人们开始关注氟中毒引起的生殖功能下降。但仅从实验动物证实似乎缺乏说服力，因为实验条件与现实毕竟存在有很大的不同。一直到 1994 年 *J Toxicol Environ Health* 发表了一项题为 "*Exposure to high fluoride concentrations in drinking water is associated with decreased birth rates*" 的生态学研究，文章指出在一些地区总生育力和氟含量呈负相关。这相当于为氟中毒的生殖毒性做了定性说明。虽然目前仍然缺少强有力的流行病学调查结果，但各国学者在实验室里不断证实着氟的生殖毒性。Inkielewicz 和 Krechniak（2003）发现大鼠饮水摄入 25mg/L NaF 12 周后，血清中氟增加 2 倍，肝脏和肾脏中增加 7 倍，脑中 9 倍，而睾丸可达 12 倍。这说明除了 90% 的氟蓄积于牙齿和骨骼以外，睾丸是主要的蓄积器官。睾丸是雄性动物唯一的生精场所，经过复杂的精子发生过程，源源不断的精子从这里生成，再经过附睾的成熟，最终成为具有受精能力的精子。整个过程除了受到自身生殖系统的调控，还受下丘脑－垂体－性腺轴的调控。基于此，我们可以提出一个问题：氟的作用是单靶点，直接影响睾丸的某一类细胞，或某一时间点上的精子；还是多靶点，通过渗透到各个部位，调控基因与蛋白，影响信号通路，对整个生殖系统造成破坏？按照目前的发现，应该是后者，这也为氟的生殖毒性研究加大了难度。

　　2007 年，笔者进入山西农业大学临床兽医系攻读博士学位，师从王俊东教授，开始了动物氟中毒的生殖毒性研究。王俊东教授自 1984 年在南京农业大学读硕士研究生以来，32 年间一直从事动物氟中毒研究，发表相关论文 100 余篇，于 2007 年出版了《氟中毒研究》专著，同时在此研究基础上提出并形成兽医学下面的"环境兽医学"分支学科。作为王俊东教授的弟子深感荣幸！老师的淳淳教诲和言传身教、良好的实验条件和浓厚的实验室学术氛围促使每一个人都奋发向上、努力拼搏。笔者的博士毕业论文《氟致小鼠精子损伤的分子机理研究》获得 2010 年度山西省优秀博士学位论文，为了更加全面地探究氟对生殖系统的影响，毕业后又陆续开展了氟对睾丸、附睾、精子及下丘脑－垂体－性腺轴的毒性研究，其中有些研究补充了其他学者的观点，有些发现属于国内外首次提出，丰富了氟生殖毒性的机理内容，扩大了其研究范围，先后在 *Arch Toxicol*、*Chemosphere*、*Environ Toxicol*、*Fluoride*、*Biol Trace Elem Res* 及国内核心期刊发表论文 50 余篇。

本书所涉及的实验先后得到以下研究项目的资助：国家自然科学基金、教育部高等学校博士学科点专项科研基金、山西省自然科学基金、山西省高等学校优秀青年学术带头人支持计划、山西省研究生科技创新重点项目、山西农业大学青年拔尖创新人才支持计划项目、山西农业大学科技创新基金和引进人才科研启动项目。本书得以顺利出版与山西农业大学青年拔尖创新人才支持计划项目的资助和中国轻工业出版社的大力支持分不开，在此一并感谢。

关于生殖的基础研究尚在更新当中，氟的生殖毒理学也是不断发展变化的。同时，由于笔者能力水平有限，书中难免会有遗漏不当之处，敬请读者提出宝贵意见和建议，不吝批评指正。

孙子龙
2016 年 10 月

目　　录

第一章 氟的分布与安全性

本章摘要： 氟具有很高的化学活性，在自然界中大多以氟化物的状态存在。因此，水、土壤、大气和动植物体内都含有氟。同时，自然界中的氟循环是一个相互转化迁移的过程。氟的地域性差异导致了氟中毒的发生，氟中毒是全世界广泛存在的一种人畜共患性地方病。在中国，氟中毒是危害严重的地方病之一，主要分为饮水型氟中毒、燃煤污染型氟中毒和饮茶型氟中毒，分布于我国的不同地区。长期以来，人们认为适量的氟可以增强骨骼的强度、预防龋齿等，以至于有一些国家和地区在社区饮水中添加氟，随着研究的深入以及流行病学调查的更新，氟的安全性又被重新提起。

第一节 氟 的 分 布

一、氟在自然界中的分布

氟是一种负电性强、性质极为活泼的非金属元素。氟分子的共价键很弱，因而氟有很高的化学活性。在常温下，氟几乎能和所有的元素化合，在自然界中大都以氟化物的状态存在，因而氟的化学研究，基本上集中于氟离子的研究。

在地球化学中氟是一个分散元素，在环境和生物体中有广泛的分布。氟是地球表面分布最广的元素之一，在构成地壳的各种元素中居第16位。地壳中氟的含量在 270～800mg/kg，主要存在于萤石、氟磷灰石、冰晶石、云母等。很多氟化物均溶于水，且溶解度较高，这一特性决定了氟有极强的地理迁移能力。因此，水、土壤、大气和动植物体内都含有氟。氟在自然界中的分布情况见表 1-1。

表 1-1　　　　　　　　氟在自然界中的分布情况

分布	地壳	土壤	海水	地面水	地下水	动物体	植物体	人体
含氟量/（mg/kg）	270	200	1～12	0.2～0.5	3～5	3	40	3.5

资料来源：陈青. 氟化物与健康 [J]. 环境保护，1976，6：37-39.

河水的含氟量一般均不高，在 0.08～0.3mg/kg。从引起地方性氟中毒的观点看，它的意义不大。湖泊水中的含氟量比注入该湖泊的河水中含氟量要高3.4倍，这是按蒸发系数3.4计算的，干旱地区随着蒸发系数的增高相应地湖水中含氟量也增高。从地方性氟中毒的观点看，地面水中对比研究有意义的是海水，地面水中氟化物最终注入海洋，并在此累积，海水由于蒸发面积大，蒸发作用强，所以含氟浓度约为地表水10倍，在 1.3mg/kg 左右，如我国沿海地区的天津、苏北的地方性氟中毒就与海水浸淹有关。引起地方性氟中毒的各种水源中最有意义的要算地下水，地下水的利用一方面开发了水源，促进了农业的发展，方便了生活，降低了肠道传染病的发病率。另一方面，地下水的高氟环境也导致了地方性氟中毒的发生。

实际上人及动物所摄取氟的来源，除饮水之外，从各种动植物食品中摄取的氟也占有相当比例，饮水中的氟在消化道中的吸收率高达90%，食物中氟的吸收率有20%。而土壤中氟的含量状况直接影响粮食、蔬菜、水果等作物中氟的含量，进而通过食物链传递，影响动物性食品的氟含量，最终影响人体健康。

至于大气中的含氟量一般极少，仅为 $0.01\mu g/m^3$，但火山喷射口的空气中例外。同时，工业区空气中也含有大量的氟。

自然界中的高氟区还和火山爆发有关。如美国阿拉斯加的卡特买火山，氟化氢占活动气体体积的11%～32%；维苏威和夏威夷的火山灰中氟化氢占2.5%。火山气体和火山灰的影响范围可达几千公里，所以著名的火山区都是地方性氟中毒的流行区。冰岛的报告证明：每当冰岛火山爆发时，氟中毒的发病率就明显上升，火山静止期，发病率则逐渐下降。

还有一部分地方性氟中毒流行区和地震有关。地震时引起岩浆剧烈升浮。我国有些地方性氟中毒地区就位在地震带，如陕西的定边，宁夏的盐池，贵州的毕节等。

氟在自然界中的分布有时会被人为地打乱。氟化物在许多工业生产中起着很重要的作用，同时也是冶金工业污染大气的重要污染物之一。例如，铝厂用含氟量很高的冰晶石作熔剂电解时，在电解槽排出的烟气中含有大量的氟化物。使用萤石作熔剂的平炉烟气，使用含氟矿石烧结时排放出的烟气，也都含有氟化物。除冶金工业外，在用磷灰石或磷灰制造磷肥时，在其生产过程中，也能排放出来含大量氟化氢的烟气。氟化物又是制造玻璃、搪瓷和杀虫剂的原料，在这些物质生产过程中，也排出含氟化物的烟气和氟尘。这些烟气中的氟化氢，则是污染大气的主要来源。而那些飘浮在大气中的细小灰尘在吸附氟化氢之后变为氟尘，降落下来，也会污染土壤、牧草、蔬菜、地面水等。

二、氟在人体内的分布

含氟及其化合物的气体、蒸气或粉尘由呼吸道进入人体，也可因吞下粉尘或饮用含氟量高的水和吃进含氟量高的食品，而经消化道进入人体。氟化氢也可经皮肤吸收。

自呼吸道进入人体的氟，经肺部进入血液；自消化道进入人体的氟，迅速由胃肠壁吸收进入血液。进入血液后，60min 血氟可达高峰，3～4h 后，尿中可出现进入体内氟的 20%～30%。血浆中的氟能透过微细血管壁进入体内各组织。据报告，当摄入的钙、镁、铝多时，可与氟形成溶解度较小的化合物，可降低吸收率的 50%，而从粪便排出。反之，当膳食中缺钙或普遍营养缺乏时，可使氟的吸收加强。多吃新鲜蔬菜及富含维生素 C 食物则有阻断氟中毒发展的作用。

氟在人体内的分布主要集中在骨骼、牙齿、指甲和毛发中，大约90% 的氟积累于骨、齿中，骨骼中以长骨的含氟量最高。一般各组织中的含氟量与年龄成正比。肾脏是氟的主要排泄器官，进入体内的氟大约85% 由肾脏排出，少量由粪便、汗腺排出，极微量氟通过毛发、指甲、乳腺排出。氟中毒除了典型的氟斑牙和氟骨症外，研究逐渐发现氟中毒还会导致大量非骨相系统损伤，如生殖系统、神经系统、免疫系统、肝脏、肾脏等。

站在物质大循环的角度看氟的迁移，如图 1－1 所示，自然界中的氟循环，是指氟在岩石圈、水圈、大气圈和生物圈之间的循环，以简单氟离子、氟化物、氟络合物等形式相互转化迁移的过程。地壳和上地幔是氟循环的起点，在高温高压条件下，岩层被熔融，氟以岩浆为载体不断流动，岩浆在地壳的薄弱处侵入围岩或沿着深大断裂进入上地壳，或者以火山形式喷出地表，氟也随之进入到地表，进入大气、水、土壤、动植物、人体。同时，地球的另外一些地方则发生着氟物质从地球表生环境向深部环境的反向运动，岩石中的氟在风化、侵蚀以及人类活动等作用下被释放出来，进入土壤、水、大气中，经由食物链在生物之间流动，最终被微生物分解，回到自然环境中；大气中的氟可被动植物吸收后分解返回自然，或随降雨进入岩土及地下水中；溶解性的氟，随水流进入江河湖海，并沉积在海底，可在大洋板块边缘俯冲进入地壳深部；沉积在陆地的含氟岩土也可在板内断裂带随下降盘进入地下。

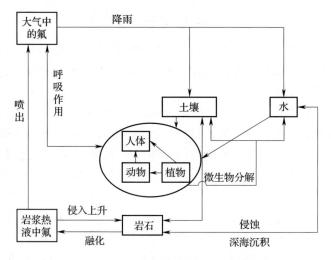

图 1 - 1　自然界中氟循环示意图

资料来源：李学问等，自然界和人体中氟的来源及其循环探讨 [J]. 科技展望. 2015，22：219 - 221.

三、地方性氟中毒的地理分布

氟是卤族元素，电负性强，以多种化合物的形式存在于自然界中，分布极广。由于其化学性质非常活泼，导致氟的安全范围极窄，稍有过量就会引起毒性作用。正因为如此，氟中毒是全世界广泛存在的一种人畜共患性地方病，亚洲、非洲、欧洲、北美洲、南美洲及大洋洲的 50 多个国家均广泛存在该病，特别是在全世界经济不发达的高氟地区其危害更大。

国务院办公厅 2012 年转发《全国地方病防治"十二五"规划》，我国是地方病流行较为严重的国家，31 个省（区、市）不同程度地存在地方病危害，主要有地方性氟中毒、地方性砷中毒、大骨节病和克山病等。其中，饮水型地方性氟中毒病区分布于 28 个省（区、市）的 1137 个县（市、区），受威胁人口约 8728 万；燃煤污染型地方性氟中毒病区分布于 13 个省（市）的 188 个县（市、区），受威胁人口约 3582 万；饮茶型地方性氟中毒病区分布于 7 个省（区）的 316 个县（市、区），受威胁人口约3100万。

地方性氟中毒成为我国流行最为广泛、病情最为严重的重点地方病之一。我国大陆除了上海市和海南省之外，其余省份均有不同程度的地方性氟中毒流行，其中饮水型氟中毒分布最为广泛，分布在我国长江以北的广大平原地区；燃煤污染型氟中毒分布在我国西南的山区；饮茶型氟中毒分布在我国西部具有大量饮用砖茶习惯的少数民族聚居地区。

1. 饮水型地方性氟中毒的分布

（1）浅层潜水高氟区　这种高氟地区在地球分布极为广泛，在我国分布在长白山以西，长江以北的广大区域内，包括东北西部平原、华北平原、西北干旱盆地以及华东、中原、新疆、青海、西藏的部分地区。

这些地区的主要特点是形成带状形流行分布，从黑龙江省西部起，经吉林的白城地区，辽宁的朝阳，内蒙古的赤峰，河北的怀来、阳原，山西的大同、运城，陕西的榆林、定边，宁夏的盐池、同心，甘肃的河西走廊，青海的柴达木，延伸到西藏的盐湖。构成由东北向西北、西南的广大病区带。

（2）深层高氟地下水地区　这类地区特点通常是存在分散型分布，但也有连接成片的，最典型的就是渤海湾一带。如天津的塘沽、大港，河北的沧州，南至山东的德州，北至辽宁的锦县等一些地区。

据调查发现天津市700m深的地下水氟含量仍然很高。河南的开封、宁夏的同心县等个别地区也有深层高氟地下水存在。

（3）富氟岩石和氟矿床地区　这类地区主要是与当地存在的萤石矿、磷灰石矿或冰晶石矿有直接关系，如辽宁义县，浙江义乌、武义，河南洛阳、信阳，内蒙古赤峰，山东烟台，四川的石祁、冕宁，云南的昆明，贵州的贵阳以及新疆的温宿、拜城等地区。

（4）地热和温泉高氟水地区　主要是地壳环境中的地热和温泉水含氟量几乎也都很高。在我国从东北到南方沿海地区几乎都有散在的分布。辽宁的兴城、熊岳、锦县等，河北的怀来、遵化，山东的临沂，内蒙古的宁城、敖汉旗，陕西的临潼，新疆的温泉地区，湖北的英山，广东的丰顺，福建的龙溪，西藏的左贡等。病区是散在型分布在温泉的周围一带。

2. 燃煤污染型地方性氟中毒的分布

这种类型也是我国存在的"独有"的一种病区，是当地居民长期使用"无排烟道"的土炉或土灶，燃烧含氟量较高的石煤，取暖、做饭或烘烤粮食、蔬菜等，导致室内空气受到严重的氟污染，如家中的粮食、蔬菜、饮用水等主要食物，长期接触，导致使人体摄入过高的氟，而引起发生的慢性氟中毒。

这类病区主要分布在长江两岸附近及以南的边远山区。重病区集中在云南、贵州、四川省交界的山区。目前发现的病区有：云南、贵州、四川、重庆、湖北、湖南、陕西、河南、江西、山西、广西、浙江、辽宁、北京14个省、自治区和直辖市。

3. 饮茶型地方性氟中毒的分布

这种类型也是近年来才被重视的一种病区类型。它是由于居民习惯饮用砖茶或用砖茶泡成的奶茶或酥油茶。

由于砖茶中的含氟量很高，长期大量饮用，造成体内氟大量蓄积，而引起慢性氟中毒。这类病区主要分布在四川、青海、西藏、新疆、内蒙古、云南等省、自治区的少数民族地区。主要民族包括：藏族、蒙古族、哈萨克族、维吾尔族、羌族、部分汉族等。

第二节　氟的安全性

长期以来，人们认为氟是人体所必需的微量元素，适量的氟可以增强骨骼的强度、预防龋齿等，以至于自1945年以来，世界上许多地区广泛实施饮水加氟用来预防儿童龋齿。比较具有代表性的是美国的饮水加氟。

1909年McKay医生检查了两千多名儿童的牙齿，发现87.5%的儿童有不同程度的着色和斑点，被称为"Colorado Brown Stain"（科罗拉多棕色着色，也就是氟斑牙），然而，这些儿童较少患有龋齿，后来有人调查得知这是因为他们来自于水氟较高的地区（2~13.7mg/L），1945年1月25日美国开始在密歇根州的大急流城（Grand Rapids）进行社区饮水加氟，至1951年变为美国公共卫生署的一项官方政策，1960年有5000万美国居民在引用氟化水，到2006年，占到61.5%的居民饮用了社区水系统提供的氟化水，至2012年，这个比例达到67.1%。美国疾病控制中心认为社区饮水加氟是20世纪十大公共健康成就之一。正如初期的发现一样，预防龋齿的同时加重了氟斑牙的发生，随着饮水加氟的进行，一项全国调查发现40%的儿童牙齿出现条纹或斑点，使得美国政府在2015年4月，将原来的0.7～1.5mg/L的规定降低至最低推荐剂量0.7mg/L。

除了美国，法国、阿根廷、墨西哥、斯里兰卡、利比亚、加蓬、塞内加尔、坦桑尼亚、津巴布韦等也实施饮水加氟。还有一些国家曾经实施，现在已经停止的有德国、芬兰、荷兰、瑞士、瑞典、日本等。2014年8月，以色列停止了饮水加氟，声称：只有1%的水用来饮用，99%的水用于工业、农业及其他，而且有科学证据表明过量氟有损健康，当饮水加氟时，无法控制氟的摄入量，强迫很多不愿意摄氟的人群也摄入了。我国广州市1965年开始自来水加氟，到1983年因出现慢性氟中毒而停止了，经过18年的饮水加氟儿童氟斑牙患病率竟达52%，龋齿患病率平均在42%左右，与加氟前比较未见明显降低。

关于饮水加氟，中国疾病预防控制中心主任孙殿军指出有两点需要进一步研究澄清：① 氟是不是人体必需微量元素，世界卫生组织（WHO）曾公布氟在防龋方面是必需元素，但在维持生命新陈代谢方面是不是必需元素呢？② 绝大多数研究证实，氟化物对儿童防龋作用是显著的，但对成人有无防龋作用不是很清楚，氟化的自来水不单供儿童饮用，也强制成人饮用。

人类为什么长期以来不能认识氟中毒的病因呢？这与元素氟的理化特性有关。由于氟是最活泼的元素之一，在自然情况下，它总是与一切其他元素结合在一起，构成各种氟化物，氟化物又很稳定，难以把氟从中分离出来加以识别，因而人类迟迟不能找出氟中毒的原因。直至1886年6月21日，法国化学家Henri Moissan用电解法分离出氟，这才对它开始有了认识。1931年Laty等人发现饮水中含氟量高是引起牙齿上斑釉的原因，搞清了氟与氟斑牙的关系，1932年丹麦学者Moller等人报道了氟引起的骨硬化，并提出了Fluorosis（氟中毒）这一名词，并延续使用至今。

氟对人体生理作用的安全阈是很狭窄的，一旦过量就会使氟离子在体内蓄积。机体为了维持氟在体内的平衡，就必须打破原来的平衡，以建立新的平衡，这样就会引起机体一系列的代谢紊乱，对人体各种组织的正常生理功能造成损害。

1930年12月，发生在比利时马斯河谷的烟雾事件中有数千人中毒，致死60人。Van Leuwen和Roholm认为氟的污染是一个主要因素，由于空气中氟的污染可增加其他毒物的毒性，因而引起了这场灾难。1948 年美国多诺拉镇的烟雾事件，中毒 6000 人，致死 17 人，Borough 认为氟是主要的一个原因，且观察到受害者血氟的浓度是正常的 12～25 倍。Largent 指出：氟化物污染的空气有加剧上呼吸道感染的作用，因而有上呼吸道疾患者受害尤甚。

2006 年出版的 *Fluoride in Drinking Water：A Scientific Review of EPA's Standards* 一书是由美国国家科学研究委员会（United States National Research Council）饮水中的氟委员会（Committee on Fluoride in Drinking Water）编写，由美国国家学术出版社（National Academies Press）出版，书中从氟对牙齿、骨骼肌、生殖发育、神经、内分泌、胃肠、肾、肝、免疫系统、遗传毒性、致癌性等诸多方面进行了详尽的论述。然而，目前的问题在于还不能制造出一种完全去氟的饮食，供给试验动物作研究之用，所以氟对动物（包括人类）的生理功能还有待于进一步明确。由此可见，氟的安全性问题是一个需要长期讨论的话题。

参 考 文 献

Barbier O, Arreola‐Mendoza L, Del Razo LM. Molecular mechanisms of fluoride toxicity [J]. Chem Biol Interact 2010, 188：319－333.

Doull J, Boekelheide K, Farishian BG, et al. Fluoride in Drinking Water：A Scientific Review of EPA's Standards [M]. Washington：National Academies. 2006.

Jagtap S, Yenkie MK, Labhsetwar N, et al. Fluoride in drinking water and defluoridation of water [J]. Chem Rev 2012, 112：2454－2466.

Perumal E, Paul V, Govindarajan V, et al. A brief review on experimental fluorosis [J]. Toxicol Lett 2013, 223：236－251.

陈清. 氟化物与健康 [J]. 环境保护, 1976, 6：37－39.

李学问, 卢天梅, 宁立波, 等. 自然界和人体中氟的来源及其循环探讨 [J]. 科技展望, 2015, 22：219－221.

马艳然. 氟的环境化学 [J]. 沧州师范学院学报, 1985, 1：32－36.

孙殿军, 高彦辉. 我国地方性氟中毒防治研究进展与展望 [J]. 中华地方病学杂志, 2013, 32（2）：119－120.

孙殿军. 饮水加氟须慎重 [J]. 中国地方病学杂志, 2002, 21（6）：510－511.

田爱欣, 王玮. 微量元素氟和人体健康 [J]. 中国食物与营养, 2008, 3：53－54.

王国荃. 环境中氟的分布及其对健康的影响（上）［J］. 新疆环境保护，1983，2：44－48.

王国荃. 环境中氟的分布及其对健康的影响（下）［J］. 新疆环境保护，1983，4：54－57.

王国荃. 环境中氟的分布及其对健康的影响（中）［J］. 新疆环境保护，1983，3：38－40.

王俊东. 氟中毒研究［M］. 北京：中国农业出版社. 2007.

第二章　氟对睾丸的毒性作用

本章摘要： Inkielewicz 和 Krechniak（2003）曾发现大鼠饮水摄入 25mgF$^-$/L 12 周后，血清中氟增加 2 倍，肝脏和肾脏中增加 7 倍，脑中 9 倍，而睾丸可达 12 倍。从睾丸的结构到功能，如睾丸的组织形态、氧化应激、细胞凋亡、酶活力、激素生成、炎症反应等，世界各国的专家学者提出了趋于一致的结果，那就是氟通过破坏睾丸的精子发生和类固醇生成从而导致动物生殖能力的下降。随着分子生物学和测序技术的发展，各种组学技术的应用为氟的生殖毒性研究打开了一扇新的大门。

第一节　氟对睾丸形态结构的影响

　　环境氟过量是否影响生殖？对于这一命题，早在 1925 年，Schulz 和 Lamb 就发现，高氟与雄性生殖有确切的联系。可能读者会有这样的疑问：精子的生产数量以亿计，氟会产生如此大的影响力？随着环境污染问题与全球男性生殖力下降被极大关注，氟对雄性生殖的研究成为研究热点。比如，Freni 1994 年发表在 *J Toxicol Environ Health* 上的一篇文章 "*Exposure to high fluoride concentrations in drinking water is associated with decreased birth rates*" 指出，在一项生态学研究中发现，在一些地区总生育力和氟含量呈负相关性。高氟地区男性不育症患者的精液含氟量、精子自毙率、男性不育率及原发性男性不育率均显著高于非高氟区。

　　为了探究氟对精子生成的影响，学者们将精子发生的场所——睾丸作为靶器官进行研究。Inkielewicz 和 Krechniak（2003）曾发现大鼠饮水摄入 25mgF$^-$/L 12 周后，血清中氟增加 2 倍，肝脏和肾脏中增加 7 倍，脑中 9 倍，而睾丸可达 12 倍。这说明氟可以突破血睾屏障进入睾丸内部。氟对睾丸形态结构的损伤、性激素分泌的影响、生精细胞的增殖与分化、细胞凋亡、炎症反应、氧化应激等都使得睾丸的精子发生无法正常进行。

　　2006 年美国国家科学研究委员会（United States National Research Council）出版 *Report on Fluoride in drinking water：a scientific review of EPA's standards* 一书，号召人们进一步研究氟和生殖等健康相关的问题。*Fluoride* 杂志现任主编 Bruce Spittle 于 2008 年和 2009 年分别发表题为 *Fluoride and fertility*，*Halting the inertia of indifference*：*fluoride and fertility revisited* 的编辑部文章，强调研究氟生殖毒性的重要性。2009 年最后一期 *Fluoride* 杂志专门发表了 "*Fluoride toxicity in the male reproductive system*" 的综述性文章，以 135 篇参考文献的分析进一步指出，深入研究氟雄性生殖毒性分子机理的重要科学意义。

通过 Pubmed 和国际氟化物协会官方杂志 *Fluoride* 检索发现，迄今为止支持氟生殖毒性作用的文献多达 150 余篇，文献单位的国别来源包括了中国、印度、日本、美国、加拿大、墨西哥、波兰、芬兰、俄罗斯等，均表明氟对人及动物的生殖器官与功能有较强的毒副作用。从总体上看，学者们得出了趋于一致的研究结果：氟通过破坏睾丸的精子发生和类固醇生成而导致动物生殖能力的下降。

睾丸是雄性动物的主性器官，具有生精和内分泌功能，其组织结构的改变必然引起功能的变化。睾丸组织主要是由生精细胞、支持细胞、间质细胞组成，从上皮基部到腔面依次为精原细胞、初级精母细胞、次级精母细胞、精子细胞和精子。睾丸内有大量弯曲的曲细精管，其是产生精子的场所，良好的睾丸组织、结构对于精子的发生和生理功能的维持具有决定性意义。如果曲细精管内生精上皮受到化学毒物的影响，精子发生将出现障碍。

近年来人们已逐渐注意到氟对雄性动物生殖毒性的作用，研究表明氟可以直接作用于睾丸，破坏各级生精细胞，支持细胞及睾丸间质细胞的结构。Kour 等（1980）用 500～1000mg/L 氟化物喂饲小鼠，3 个月后用光镜观察染毒小鼠的睾丸时，发现曲精小管退化坏死，精子的发生停止，在各级生精细胞中以精子细胞受损最明显，表现为头帽形成不良，顶体物质缺乏，细胞核不浓缩等。Ghosh 等（2002）研究发现，以 20mg/kg NaF 灌胃雄性大鼠 29d，光镜观察大鼠睾丸的组织结构，发现染氟组大鼠睾丸组织生精小管管腔内精子数量减少，并且，生精小管发生扩张和膨胀。崔留欣等（2003）研究结果发现，饮用氟含量 150mg/L 水的大鼠睾丸及脏器系数下降，伴有组织病理学改变及生化指标酶含量降低，血清睾丸酮也明显下降。Wan 等（2006）研究证明氟致使睾丸曲细精管的直径减小，生精上皮细胞明显破坏和脱落。睾丸间质细胞是睾酮合成和分泌的场所，宋可钦等（1990）和甄炯等（1993）从超微结构的水平对慢性氟中毒大鼠

11

睾丸间质细胞分别进行了形态学的研究，电镜下发现间质细胞有明显的损伤，以线粒体和滑面内质网的变化最显著。

本课题组研究结果显示 30、70 和 150mg/L NaF 饮水摄入 49d 后，睾丸质量及睾丸指数方面均没有显著影响。但通过 HE 染色观察可知对照组中曲细精管结构正常，生精旺盛，各级生精细胞排列有序；精原细胞和支持细胞靠近基膜，由基膜向管腔依次排列为不同发育时期的生精细胞：精原细胞、初级精母细胞、球形精子细胞和延长的精子细胞。发现 150mg/L NaF 可导致生精上皮变薄，细胞排列不规则，精子细胞少见，提示睾丸组织的结构遭到破坏，而其他两组未见明显变化（图 2 -1）。

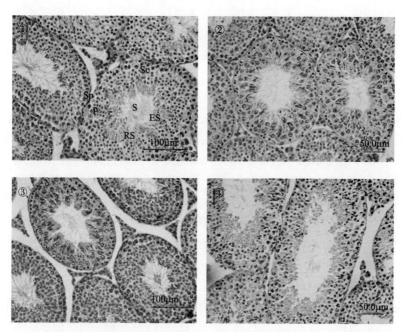

图 2 -1　性成熟雄性小鼠饮水摄入 NaF 49d 后，各组中睾丸组织结构 HE 染色图片

①：对照组；②：30mg/L 组；③：70mg/L 组；④：150mg/L 组 ×400。Lc：间质细胞；

Sc：支持细胞；Sp：精原细胞；P：初级精母细胞；RS：球形精子细胞；

ES：延长的精子细胞；S：精子

在另一个实验中，我们选用 27 日龄 Wistar 雄性大鼠 64 只，分两组后，分别供给含 150mg/L NaF 的去离子水和去离子水，发现在 40、90、110 日龄时，染氟组与对照组相比曲细精管内细胞层数、管腔厚度、管腔直径差异显著，而70日龄时，染氟组与对照组相比曲细精管内细胞层数、管腔厚度、管腔直径相比有所降低，但无统计学意义（$P > 0.05$）（表2-1）。

表2-1　氟化物对大鼠睾丸曲精细管组织形态学的影响（mean ± SE）

日龄	细胞层数/层	管腔厚度/μm	曲细精管直径/μm
40日龄			
对照组	6.60 ± 0.16	160.30 ± 4.75	265.65 ± 3.40
染氟组	5.60 ± 0.34 **	138.86 ± 7.47 **	210.91 ± 9.77 **
70日龄			
对照组	7.30 ± 0.15	163.05 ± 2.15	276.50 ± 2.66
染氟组	7.10 ± 0.28	178.85 ± 3.24	267.05 ± 2.66
90日龄			
对照组	5.70 ± 0.15	179.90 ± 1.49	276.70 ± 2.54
染氟组	4.80 ± 0.20 **	148.40 ± 2.77 **	260.40 ± 3.39 *
110日龄			
对照组	5.70 ± 0.15	180.85 ± 2.12	276.90 ± 2.21
染氟组	5.20 ± 0.13 **	150.50 ± 2.15 **	249.20 ± 3.13 **

注：与对照组比较，* 表示 $P < 0.05$，差异显著；** 表示 $P < 0.01$，差异极显著。

选取小鼠作为实验动物，通过定量分析方法研究氟对睾丸形态结构的损伤，45只健康性成熟雄性昆明小鼠，随机分为对照组、25mg/L NaF、100mg/L NaF，连续饲喂60d，制作睾丸石蜡组织切片，结果表明：与对照组相比，氟组曲细精管半径、面积以及曲细精管管腔半径、面积均无显著性差异（$P > 0.05$）；然而，100mg/L NaF组小鼠曲细精管细胞层数和厚度明显低于对照组（$P < 0.01$）（图2-2和图2-3）。

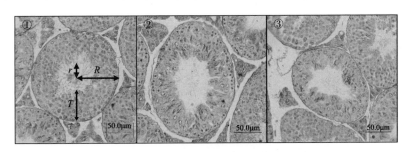

图2-2　小鼠睾丸 HE 染色图片

① 对照组，② 25mg/L NaF组，③ 100mg/L NaF组。R：曲细精管半径；
r：曲细精管管腔半径；T：曲细精管细胞层厚度

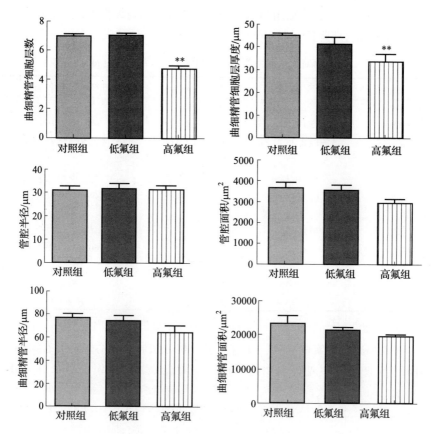

图 2 - 3　不同浓度氟对小鼠曲细精管细胞层数、厚度、管腔半径、面积，
以及曲细精管半径、面积的影响

以上这些形态学结果可为氟的雄性生殖毒性研究提供直观、科学的参考。

第二节　氟对睾酮生成的影响

睾酮作为一种雄激素，能够促进睾丸曲细精管的发育、促进和维持精子的发生和成熟、刺激附属性器官发育并维持其功能。另外，睾酮在蛋白质的代谢、骨骼的发育、免疫调节等方面发挥着重要的作用。

睾酮主要是由睾丸小叶曲细精管之间的间质细胞合成的，睾酮自间质细胞分泌后，可由支持细胞进入曲细精管，并与雄激素蛋白形成复合物，将睾酮运载到精原细胞和精母细胞上，使其进入靶细胞，转运到全身以发挥作用。体内睾酮的合成是在黄体生成素（Luteinizing Hormone，LH）的刺激下进行的，影响睾酮合成的主要是下丘脑－垂体－睾丸轴（hypothalamus－pituitary－testes axis，HPTA）。丘脑下部分泌的促性腺激素释放激素（GnRH）作用于腺垂体，促进 LH 的释放，LH 到达睾丸后可直接作用于间质细胞，刺激睾酮的合成。睾丸分泌的睾酮可通过长反馈作用于丘脑下部，抑制 GnRH 的释放，使 LH 的分泌减少，引起睾酮水平下降。

本课题组将小鼠分为 5 组，分别自由饮用含 NaF 0、50mg/L、100mg/L、200mg/L、300mg/L 的蒸馏水，8 周后，采用放射免疫分析法检测血清和睾丸中睾酮的含量。由表 2 – 2 结果可知，100mg/L、200mg/L、300mg/L NaF 可导致血清和睾丸中睾酮含量极显著降低（$P < 0.01$）。且染氟小鼠血清和睾丸的睾酮水平随着染氟剂量的增加而逐渐降低，呈现明显的剂量－效应关系。

表 2 – 2　　　　小鼠血清和睾丸的睾酮水平（mean ± SD）

组别	血清睾酮/（ng/dL）	组织睾酮/（ng/dL）
对照组	238.03 ± 12.02	204.40 ± 21.34
50mg/L	230.23 ± 4.44	181.33 ± 5.13
100mg/L	205.59 ± 8.08 [**]	174.35 ± 4.739 [**]
200mg/L	151.54 ± 5.73 [**]	127.17 ± 15.05 [**]
300mg/L	139.93 ± 2.73 [**]	111.84 ± 22.69 [**]

注：与对照组比较，** 表示 $P < 0.01$，差异极显著。

睾酮是一种类固醇激素，所有类固醇激素的合成都起始于共同的前体——胆固醇。胆固醇向孕烯醇酮转化是类固醇激素生物合成的必经途径，该反应发生在线粒体内膜上，但其反应的底物胆固醇却位于线粒体外膜的细胞质中，而亲水性胆固醇通过简单扩散不易穿过线粒体内外膜之间的水化层，因此在这个过程中，需要有一种载体蛋白的帮助才能完成，即类固醇合成快速调节蛋白（StAR）。StAR 在胆固醇从线粒体膜外转移到膜内的过程中起重要作用。在类固醇合成中，StAR 介导类固醇的底物——胆固醇，转移到线粒体膜内，这个过程被认为是类固醇合成的限速步骤。所以胆固醇的转运速度直接就影响到了类固醇激素的合成。在睾丸间质细胞中，胆固醇进入线粒体内到睾酮的生物合成需要几种酶的参与。当胆固醇到达线粒体内膜时，首先会被位于膜上的细胞色素 P450 胆固醇侧链裂解酶（CYPscc）通过三个连续的单一氧化过程，使 $C_{20} - C_{23}$ 之间发生碳链断裂，催化形成孕烯醇酮，此步反应是类固醇合成的第一步。然后在线粒体和内质网内细胞色素 P450 17α 酶（CYP17）、细胞色素 P450 芳香化酶（CYP19）、3β - 羟类固醇脱氢酶（3β - HSD）和 17β - 羟类固醇脱氢酶（17β - HSD）的作用下生成各种不同类型的类固醇。

为探究氟致睾酮降低的原因，我们选用体重为 $250 \sim 300g$ 的 Hartley 白色雄性豚鼠，随机分为对照组和含 150mg/L NaF 组，饲养 90d，运用放射免疫测定仪检测血清中睾酮浓度；运用免疫组织化学和 Real - time PCR 技术检测睾丸中 StAR、P450scc 表达量和 *StAR*、*P450scc* 基因 mRNA 表达量的变化。

由表 2 - 3 可知，与对照组相比，150mg/L NaF 致使血清睾酮极显著下降（$P < 0.01$）。StAR 蛋白主要在豚鼠睾丸的间质细胞中表达，在支持细胞中也有一定程度的表达，但表达量较少；P450scc 蛋白主要表达于睾丸间质细胞中。经图像分析统计，结果显示 150mg/L NaF 能够使睾丸中 StAR 的蛋白表达减少（$P < 0.01$）；高氟组豚鼠睾丸中 P450scc 蛋白表达显著降低（$P < 0.01$）（表 2 - 4）。

表 2 - 3 　　　　　　　豚鼠血清睾酮含量的测定结果（mean ± SD）

组别	血清睾酮/（ng/dL）
对照组	283.917 ± 19.976
150mg/L（NaF）	216.720 ± 7.647 **

注：与对照组比较，** 表示 $P < 0.01$，差异极显著。

表 2 - 4 　豚鼠睾丸中 StAR 和 P450scc 阳性细胞平均光密度值（mean ± SD）

组别	StAR	P450scc
对照组	0.322 ± 0.053	0.305 ± 0.055
150mg/L（NaF）	0.261 ± 0.031 **	0.234 ± 0.043 **

注：与对照组比较，** 表示 $P < 0.01$，差异极显著。

荧光定量 PCR 检测了 *StAR* 和 *CYPscc* 基因 mRNA 表达，由表 2 - 5 可知，氟可导致这两个基因的 mRNA 表达量显著下降（$P < 0.01$）。

表 2 - 5　氟对睾丸 *StAR* 和 *CYPscc* 基因 mRNA 表达的影响（mean ± SD）

组别	*StAR*	*CYPscc*
对照组	1	1
150mg/L（NaF）	0. 461 ± 0. 098 **	0. 322 ± 0. 045 **

注：与对照组比较，** 表示 $P < 0.01$，差异极显著。

StAR 在激素的刺激下能迅速调节类固醇激素的合成，因此称为类固醇合成快速调节蛋白。高氟显著抑制了睾丸中 StAR 蛋白表达，提示氟可能是通过影响睾丸中该蛋白的含量，从而使胆固醇从线粒体的外膜向内膜的转运过程中由于没有足够的 "载体" 而受阻，使得线粒体内合成睾酮的胆固醇不足，造成睾酮合成的减少，最终使雄性动物的生殖功能受损。

此外，我们进行了小鼠间质细胞的原代培养，研究了体外染氟对其睾酮分泌的影响。选用 4 周龄左右小鼠培养原代睾丸间质细胞，细胞贴壁后将细胞消化至 24 孔板，细胞浓度调整为 $1.66 \times 10^5/\text{mL}$，采用吉姆萨染色观察细胞形态、3$\beta$ - HSD 染色和 3β - HSD 免疫荧光来鉴定间质细胞。之后，随机分为对照组、5mg/L NaF 组和 20mg/L NaF 组，培养 24h 和 48h，运用 ELISA 方法检测细胞中睾酮浓度，Real - time PCR 技术检测睾丸 *StAR*、*P450scc*、*17β - HSD* 和 *3β - HSD* mRNA 表达量的变化。

如图 2 - 4 所示，间质细胞是一种贴壁性能较好的细胞，一般接种后 3 ~ 4h 开始贴壁，胞质发生铺展，伸出突起胞体呈圆形，椭圆形或不规则形，胞体较大，细胞核呈圆形或卵圆形，位于胞质中央，染色颜色较淡，核仁 1 ~ 2 个，呈管嵴状，有 3 ~ 4 个突起。

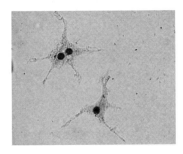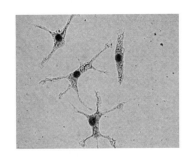

图 2 - 4　原代培养的小鼠睾丸间质细胞吉姆萨染色结果（400 ×）

睾丸间质细胞纯度鉴定采用 3β - HSD 染色和 3β - HSD 免疫荧光技术，3β - HSD 染色利用了其睾丸间质细胞内含有 3β - HSD，而被特异性染成蓝色的原理；3β – HSD 免疫荧光分析显示含有 3β – HSD 的间质细胞被特异性抗体染成绿色荧光（图 2 – 5）。当细胞纯度达到 90% 以上，可进行下一步试验。

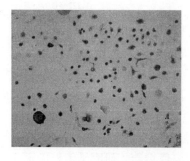

图 2 – 5　小鼠睾丸间质细胞 3β – HSD 染色（左）和
3β – HSD 免疫荧光（右）结果（100 ×）

由表 2 – 6 可知，通过 MTT 实验检测氟暴露下细胞活力发现，与对照组相比，在暴露 24h 和 48h 时，20mg/L NaF 致使细胞活力极显著下降（$P < 0.01$）。由表 2 – 7 可知，与对照组相比，在 24h 时，20mg/L NaF 致使睾丸间质细胞睾酮分泌显著下降（$P < 0.05$）；在 48h 时，5mg/L 和 20mg/L NaF 差异极显著（$P < 0.01$）。

表 2 – 6　　氟暴露 24h 和 48h 小鼠睾丸间质细胞活力（MTT 法）
测定结果（mean ± SE）

暴露时间	对照组	5mg/L 氟组	20mg/L 氟组
24h	0.2233 ± 0.0106	0.2033 ± 0.0050	0.1542 ± 0.0215[**]
48h	0.1595 ± 0.0047	0.1480 ± 0.0076	0.1242 ± 0.0052[**]

注：与对照组比较，** 表示 $P < 0.01$，差异极显著。

表 2 – 7　氟暴露 24h 和 48h 小鼠睾丸间质细胞睾酮含量（ng/mL）
测定结果（mean ± SE）

暴露时间	对照组	5mg/L 氟组	20mg/L 氟组
24h	0.1497 ± 0.0089	0.1136 ± 0.0128	0.1099 ± 0.0040[*]
48h	0.07691 ± 0.0030	0.0557 ± 0.0009[**]	0.0527 ± 0.0017[**]

注：与对照组比较，* 表示 $P < 0.05$，差异显著；** 表示 $P < 0.01$，差异极显著。

荧光定量 PCR 检测了 *CYP11a*（*P450scc*）、*StAR*、*17β - HSD* 和 *3β - HSD* 基因 mRNA 表达（表 2 - 8），与对照组比，20mg/L 氟可导致这 4 个基因的 mRNA 表达量显著下降。

表 2 - 8　　**氟暴露 48h 对小鼠睾丸间质细胞中与睾酮分泌**
相关基因 mRNA 表达的影响

mRNA levels	对照组	5mg/L 氟组	20mg/L 氟组
CYP11a	1	1.14 ± 0.06	0.75 ± 0.09 *
STAR	1	0.77 ± 0.06	0.46 ± 0.05 *
17β - HSD	1	0.66 ± 0.03	0.38 ± 0.05 **
3β - HSD	1	1.33 ± 0.21	0.35 ± 0.08 **

注：与对照组比较，* 表示 $P < 0.05$，差异显著；** 表示 $P < 0.01$，差异极显著。

氟对睾酮分泌的影响使得正常的睾丸功能受到严重破坏，进而降低了动物的生殖能力。

第三节　氟对睾丸细胞周期与凋亡的影响

细胞周期是指细胞从一次分裂完成开始到下一次分裂结束所经历的全过程，在这个过程中，细胞的遗传物质复制并均等地分配给两个子细胞，是生命不断延续的过程。细胞周期分为间期与分裂期（M 期）两个阶段，间期又分为三期、即 DNA 合成前期（G1 期）、DNA 合成期（S 期）与 DNA 合成后期（G2 期）。其中 G0 期是一个特殊时期，因为细胞周期的调节主要是通过 G1 期的阻留而实现的，G0 期即指细胞处于阻留的状态。细胞通过 M 期一分为二，有的可以继续分裂进行周期循环，有的转入 G0 期。G0 期是脱离细胞周期暂时停止分裂的一个阶段，但在一定适宜刺激下，又可进入周期，进行 DNA 合成与分裂。

本课题组在实验过程中发现不同剂量的 NaF 可以使睾丸细胞各时期的细胞百分数发生变化（表 2 - 9）。随着 NaF 染毒剂量的增加，G0/G1 期细胞百分数明显增多（$P < 0.05$），200mg/L、300mg/L 剂量组与对照组相比，具有显著性差异（$P < 0.05$）；50mg/L、100mg/L 剂量组与对照组相比较差异不显著（$P > 0.05$）。G2/M 期细胞百分数随着染毒剂量的增加无明显变化。S 期细胞百分数随着染毒剂量的增加而明显降低，200mg/L

剂量组与对照组相比较具有显著性差异，差异极显著（$P < 0.01$）；300mg/L 剂量组差异显著（$P < 0.05$）；50mg/L 和 100mg/L 剂量组与对照组相比较差异不显著（$P > 0.05$）。

表 2 - 9　不同剂量的氟化钠对小鼠睾丸细胞周期的影响

组别	G0/G1/%	S/%	G2/M/%	凋亡率/%
对照组	70.96 ± 3.06	18.5 ± 5.32	10.53 ± 2.91	17.9 ± 6.82
50mg/L	74.73 ± 7.91	13.87 ± 5.59	8.93 ± 2.15	18.77 ± 3.67
100mg/L	68.83 ± 5.66	18.27 ± 6.33	9.23 ± 5.18	22.75 ± 3.35
200mg/L	81.63 ± 3.92*	5.7 ± 1.78**	12.63 ± 3.06	26.13 ± 1.80*
300mg/L	81.57 ± 6.86*	8.17 ± 3.49*	10.27 ± 3.63	33.8 ± 4.98**

注：与对照组比较，＊表示 $P < 0.05$，差异显著；＊＊表示 $P < 0.01$，差异极显著。

　　总的来说，染氟剂量为 50mg/L 和 100mg/L 时，睾丸组织细胞周期没有明显变化；当染氟剂量为 200mg/L 和 300mg/L 时，则对细胞周期有明显的影响。这说明高剂量氟可作用于睾丸组织细胞的 G1 期，并对 G1 期细胞进入 S 期产生抑制作用，使细胞周期阻滞在 G1 期。

　　表 2 - 9 还显示了染氟小鼠睾丸的细胞凋亡情况，与对照组相比，200mg/L NaF 显著升高了细胞凋亡率（$P < 0.05$）；300mg/L NaF 组的变化差异极显著（$P < 0.01$）；50mg/L 和 100mg/L 剂量组差异不显著（$P > 0.05$）。可以看出，在高剂量条件下，NaF 可诱导睾丸细胞发生凋亡。

　　细胞凋亡又称程序性细胞死亡，是多细胞生物体中广泛发生的正常细胞生理死亡过程，是细胞受高度精密调节的、有序地走向消亡的过程。细胞凋亡是正常机体生命活动不可缺少的环节，可发生于生命的任何一个阶段。其作用是清除体内不需要的、已严重受损的或有潜在危险性的细胞。过度的细胞凋亡或凋亡不足可导致疾病的发生。

　　研究发现，精子发生在经过精原细胞、精母细胞、精子细胞、精子整个生精过程后，所产生的精子数量要比期望精子数少 25% ~ 75%，由此认为生精过程就是生殖细胞的蜕变过程，也就是生精细胞的凋亡过程。

　　正常情况下，睾丸中生精细胞的自发退化是通过细胞凋亡而实现的，生精细胞的凋亡是一个受基因和激素等调控的生理现象。但在病理情况下，生精细胞凋亡也可被环境中的有害刺激所诱发。氟元素可以使细胞质中的 Ca^{2+} 浓度升高，激活钙依赖半胱氨酸蛋白酶，破坏细胞骨架，使细胞表面形成泡状突起；也可通过氧化应激诱导脂质过氧化反应，使线粒体膜电位降低，释放细胞色素 c 进入细胞质，从而诱控相关的半胱氨酸蛋白酶级联活化，导致细胞凋亡。

除了以上结果，本课题组通过大鼠实验同样证实了氟对睾丸细胞凋亡的影响，TUNEL 结果显示，大鼠各级生精细胞均存在凋亡现象，且以精母细胞凋亡最明显，精原细胞次之，精子细胞和精子凋亡最少；随着染毒时间的延长，与凋亡相关的 p53、bcl－2 与 bax 的 mRNA 和蛋白表达向诱导生精细胞凋亡的方向转变。

崔留欣等（2003，2005）通过光镜和 TUNEL 检测表明，NaF 可诱导大鼠睾丸生精细胞凋亡，且存在一定的时间－剂量－反应关系。张筱文等（2014）报道对大鼠进行 100mg/kg/d、200mg/kg/d、300mg/kg/d NaF 灌胃 90d，采用流式细胞术检测睾丸细胞周期的变化及细胞凋亡，得出结论慢性氟中毒可导致睾丸生殖细胞周期紊乱、诱导生殖细胞凋亡，进而损害大鼠的生殖系统。实际上，如图 2－6 所示，细胞凋亡受到多条通路的调节，主要有内源性的线粒体途径和外源性的死亡受体通路（FasL 和 TNF）。

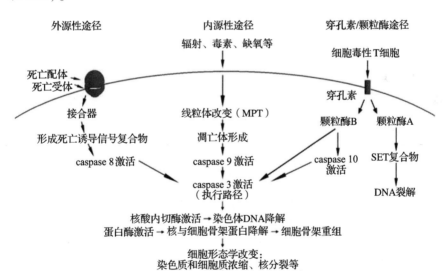

图 2－6　细胞凋亡通路模式图

资料来源：http://www.sabiosciences.com/pathway.php? sn＝Cellular_Apoptosis_Pathway

为了探究氟引起睾丸生精细胞凋亡的分子机理，我们检测了与细胞凋亡相关的 *erk1/2*、*p38mapk* 基因与蛋白的表达。结果表明，在 NaF 环境下暴露 49d 后，与对照组相比，氟中毒组中的 *erk1* 基因 mRNA 的表达量有明显的降低趋势，但统计结果差异并不显著；*erk2* 基因 mRNA 的表达量有明显的降低趋势，150mg/L NaF 组显著降低；氟中毒使得 *p38mapk* 基因 mRNA 的表达量有明显的升高趋势，在 150mg/L NaF 组显著升高。

免疫荧光染色结果显示，小鼠睾丸组织结构中 p38mapk 免疫阳性细胞表达主要表现在睾丸间质细胞胞质，erk1/2 免疫阳性细胞表达主要在睾丸各级生精细胞的细胞核，在细线期初级精母细胞表达最强。与对照组相比，不同剂量染氟组中 erk1/2 蛋白表达水平总体呈下降的趋势，70mg/L 氟组下降显著（$P < 0.05$），150mg/L 组下降极显著（$P < 0.01$）；氟组中 p38mapk 蛋白表达水平总体呈下降的趋势，150mg/L 组下降显著（$P < 0.05$）。

细胞周期和细胞凋亡在生命活动中起着重要的作用，氟的毒性作用使得睾丸的细胞周期紊乱、细胞凋亡增加，对睾丸正常生理功能的发挥产生了阻碍。然而，其机理复杂，需要应用信号通路的抑制剂或激动剂或RNAi 实验做更深入的研究。

第四节　氟中毒与睾丸的免疫豁免功能

睾丸还有一个独特的生理功能，那就是免疫豁免。机体某些器官通过逃避免疫系统的攻击或杀死外来的免疫细胞，防止因免疫应答引起组织损伤和功能紊乱的生理现象，称为免疫豁免。大量研究表明，睾丸、眼、胎盘、脑等器官都存在免疫豁免现象，正是免疫豁免的存在才使得相关脏器能够发挥正常的生理功能。

精子发生是一个多种因素共同调控的复杂生理过程，在此过程中生精细胞会表达诸多的表面蛋白和胞内蛋白，但是睾丸内并没有产生强烈的自身免疫反应，而且证明将皮肤、胰岛等组织器官移植入睾丸，这些组织均有不同程度的存活。

近年来的研究表明，睾丸内支持细胞（Sertoli Cells，SCs）独特的生理特性是睾丸产生免疫豁免的主要原因。将睾丸 SCs 与移植物共移植，可延长其存活时间，尤其有报道称睾丸 SCs 和胰岛细胞的同种异体共移植具有不需要免疫抑制剂就能治愈糖尿病鼠的效果。

Ortiz – Pérez 等（2003）报道暴露于氟化物浓度为 3 ~ 27mg/d 的男性血清中的抑制素 B 浓度明显下降。因为抑制素 B 是由支持细胞选择性分泌，所以我们有理由推测氟可能损伤了支持细胞的其他功能。本课题组前期实验发现小鼠睾丸支持细胞暴露在不同浓度 NaF 下 48h 后，与对照组相比，雄激素受体（AR）的 mRNA 水平均显降低（$P < 0.05$）（图 2 – 7）。AR 在细胞内的存在是雄激素发挥生物效应的前提条件，而且 Meng 等（2011）研究证实 AR 特异性消除的支持细胞损伤了紧密连接功能，增加了睾丸 IgG 水平和血睾屏障的通透性，最终破坏了睾丸的免疫豁免功能。氟暴露对支持细胞 AR 的影响预示着睾丸的免疫豁免功能受到了破坏。

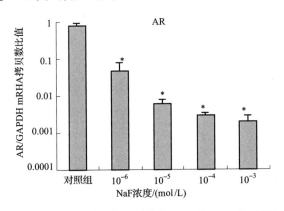

图 2 – 7　小鼠睾丸支持细胞暴露在不同浓度 NaF 下 48h，AR 基因表达的变化，
＊与对照相比差异显著（$P < 0.05$）

此外，支持细胞参与构成的血睾屏障可以有效地防止生精细胞自身发生免疫反应。精子在生长发育中产生一些特异性蛋白，如果与血液中的抗体结合，会使精子凝集丧失受精能力，支持细胞构成的血睾屏障能阻止抗体进入生精小管的管腔，阻止了生精细胞发生自身免疫反应。其次，支持细胞分泌 IL – I、IL – 6、TNF – α、TGF – α 等各种细胞因子，在睾丸局部形成了一个细胞因子网络，调节各类免疫细胞的功能，从而对睾丸局部的免疫功能起调节作用。更重要的是，支持细胞能分泌 FasL，这是免疫豁免的重要基础。

因此，本课题组选取出生 15 ~ 20d 的雄性小鼠，摘取睾丸，采用酶消化法（胶原酶和胰酶）分离培养睾丸支持细胞，并进行 NaF 毒性试验，根据毒性试验结果确定体外培养支持细胞攻氟浓度分别为对照组、10^{-5}mol/L、10^{-4}mol/L 和 10^{-3}mol/L，置于 5% CO_2、37℃培养箱中继续培养 48h。攻毒结束后弃去培养液，收集细胞并计数，将 10^6 个细胞注射到同种异体小鼠的肾包膜下，术后 20d 处死动物，取出含移植物的肾脏，常规制备病理切片，检测支持细胞存活状态以及淋巴细胞浸润。另外，提取攻毒后支持细胞的总 mRNA 和总蛋白，采用 RT – PCR、Western – blot 的方法检测与睾丸支持细胞免疫豁免功能相关的基因与蛋白。结果显示同种异体肾包膜下移植 20d 后可见在肾包膜下有一白丘状突起（图 2 – 8），HE 染色

结果显示，在肾包膜下存在大量的异体细胞。生物显微镜下可观察到，对照组与 10^{-5} mol/L 氟组肾包膜下有大量的梭形细胞，胞核清晰，染色较深，并且相互排列整齐；10^{-4} mol/L 氟组肾包膜下的异体细胞数量相对较少，且排列稀疏；10^{-3} mol/L 氟组肾包膜下的异体细胞数量明显减少，并有大量的淋巴细胞浸润（图 2 – 9）。

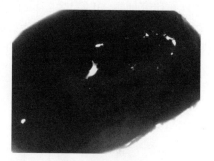

图 2 – 8　睾丸支持细胞移植后的照片

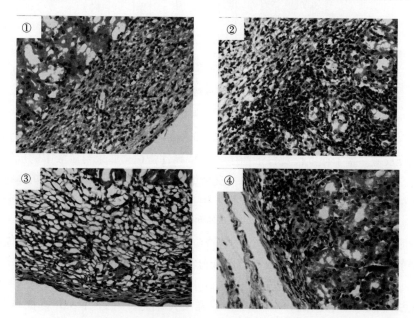

图 2 – 9　睾丸支持细胞肾包膜下移植物 HE 染色结果　（×200）

① 对照组；② 10^{-5} mol/L NaF 组；③ 10^{-4} mol/L NaF 组；④ 10^{-3} mol/L NaF 组

同时，我们进行了支持细胞与淋巴细胞共培养模型的建立，在氟的作用下，淋巴细胞的凋亡率随着 NaF 浓度的升高而降低，与对照组相比，10^{-5}mol/L 组与对照组相比凋亡显著（$P<0.05$）；10^{-4}mol/L 组差异极显著（$P<0.01$）；10^{-3}mol/L 组差异极显著（$P<0.01$）（图 2-10）。

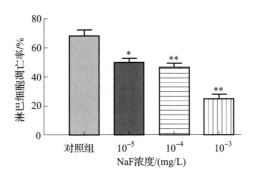

图 2-10 实验各组淋巴细胞的凋亡率

注：* 表示 $P<0.05$，** 表示 $P<0.01$，与对照相比

睾丸支持细胞具有免疫豁免的功能，一方面是因为支持细胞能够杀伤移植物周围的淋巴细胞，使得淋巴细胞不能对移植物造成免疫排斥；另一方面是支持细胞可以调节机体的免疫反应。这两反面的功能主要依靠于 FasL 和 TGF-β1 这两个蛋白的作用，支持细胞分泌的 FasL 可以与淋巴细胞表面的 Fas 结合，启动淋巴细胞的凋亡程序，而 TGF-β1 可以抑制 T、B 细胞的作用和诱导 T、B 细胞的凋亡。已有研究表明如果支持细胞不能正常表达 FasL 和 TGF-β1，支持细胞的免疫豁免功能就不能正常发挥作用。

Fas 是肿瘤坏死因子受体家族的成员，又被称为 CD95，属于一种跨膜蛋白。其在动物有机体的各种组织中广泛的存在，如肝脏、胸腺、肾脏、心脏等组织均有 Fas 的表达。而 FasL 是 Fas 的天然配体，属于 TNF 家族成员，主要表达在激活的免疫细胞内，像 NK 细胞、B 细胞、T 细胞，在眼前房基底细胞、胎盘、睾丸也有高水平的 FasL 表达。Fas/FasL 系统诱导细胞凋亡的途径为：Fas 阳性细胞首先结合 FasL，传递死亡信号，然后使这些细胞进入死亡程序。正常情况下，睾丸支持细胞分泌的 FasL 会与活性 T 淋巴细胞表面的 Fas 结合，从而诱导接近曲细精管的淋巴细胞凋亡，通过这种途径可以维持睾丸的免疫豁免状态。

TGF – β1 是一种很好的细胞生长和增殖调节蛋白，它对移植免疫的抗排斥反应起很重要的作用。TGF – β1 有活化型和非活化型两种，活化的 TGF – β1 分子质量是 25ku，是一个二聚体多肽，分泌后就会很快失活；非活化型的 TGF – β1 分子质量 75ku，不易被降解，而且可到达远端靶器官，通过内分泌方式来发挥作用。几乎所有的细胞都表达 TGF – β1 的受体，TGF – β1 与它的受体结合，通过调节靶基因的转录而产生效应。TGF – β1 诱导 T 淋巴细胞的凋亡主要通过两种途径，一是可以抑制 T 细胞表面 IL – 12 受体及 IL – 2 受体的表达，负向调节 T 淋巴细胞的增殖活化，影响 T 细胞转铁蛋白受体的表达以及生长因子受体的表达，最终诱导 T 淋巴细胞的凋亡；其次，TGF – β1 还可以调节 T 淋巴细胞的分化，促进 Th2 型细胞分泌 IL – 10、IL – 5、IL – 13、IL – 6，抑制 Th1 型细胞分泌 TNF – α 和 IL – 2。

本课题组 RT – PCR 与 Western – blot 结果如图 2 – 11 所示，氟组的 FasL 和 TGF – β1 mRNA 和蛋白的表达量显著降低。这表明氟确实扰乱了睾丸的免疫内环境，使得免疫豁免和炎症反应出现了异常的表现。

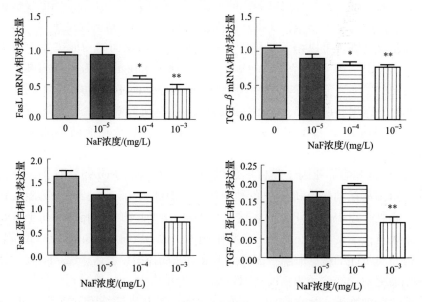

图 2 – 11　NaF 暴露对小鼠睾丸支持细胞 FasL 和 TGF – β1mRNA 和蛋白表达的影响

注：* 表示 $P < 0.05$，** 表示 $P < 0.01$，与对照相比

第五节　氟中毒与睾丸的血睾屏障功能

睾丸是雄性哺乳动物重要的生殖器官和精子发生场所，睾丸中特殊的结构基础——血睾屏障（Blood – testis barrier，BTB）保证了精子发生的顺利进行。BTB 位于睾丸间质毛细血管腔和曲细精管腔之间，SCs 间的各种细胞连接，如紧密连接（tight junction，TJ），缝隙连接（gap junction，GJ），基部外胞质特异结构（basal ectoplasmic specializations，basal ES）和桥粒连接（desmosome junction，DJ），是构成血睾屏障的主要结构基础，创造了相对稳定的生精内环境。这些连接复合体通过特殊的"开""关"装置调节前细线期和细线期精母细胞顺利穿过 BTB，此 BTB 动力学直接关系着自身生理性物质与外来毒性物质的进出。迄今为止，已发现的与细胞连接相关的蛋白多达 100 余种，与睾丸 BTB 相关的包括 TJ 相关蛋白闭锁小带蛋白 ZO – 1（zonula occludens – 1）、Occludin、连接黏附分子（junctional adhesion molecule，JAM）、柯萨奇病毒腺病毒受体（coxsackie adadenovirus receptor，CAR），GJ 相关蛋白 CX – 43，basal ES 相关蛋白 α – catenin，β – catenin 和 N – cadherin 以及 DJ 相关蛋白 Desmoglein – 2。

BTB 在生理上将生精上皮分为两个腔室：基底小室和近腔小室。基底小室内主要有精原细胞和早期精母细胞，而近腔小室有精子发生过程中各个阶段的生精细胞。前细线期精母细胞必须通过 BTB 进入近腔室，才能分化形成成熟单倍体精子细胞，该过程涉及多种分子以及相关的信号传导通路。BTB 的"拆"与"建"决定着其功能，且这一过程是动态的。BTB 的组装涉及经典的睾酮信号通路和非经典通路。睾酮对于雄性生殖而言是必不可少的，缺乏睾酮或雄激素受体，会由于 BTB 完整性的破坏或减数分裂的抑制造成精子发生不能完成，因为生殖细胞不能分泌雄激素受体，SCs 作为主要的睾酮信号接收场所对生殖细胞的发育和 BTB 完整性是至关重要的。这也正是生精上皮周期Ⅵ – Ⅷ阶段（精母细胞在Ⅶ – Ⅺ阶段穿过 BTB）SCs 中雄激素受体大量表达的原因。而氟中毒导致睾酮含量和雄激素受体的下降恰恰说明 BTB 的组装受到影响。

我们前期试验对氟摄入后睾丸的 BTB 结构进行了电镜观察，如图 2 – 12 所示，对照组中可以看到正常的 BTB 结构，即由基底 ES（典型的"三明治"结构：内质网与相邻支持细胞质膜的中间夹着肌动蛋白束）以

27

及与之共存的紧密连接（TJ）构成。与对照组相比，氟暴露组出现了明显的变化，如内质网变得无组织、紧密连接解体并形成囊泡、肌动蛋白束缺失、支持细胞间质膜的距离增宽等。

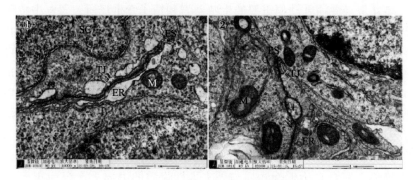

图 2 – 12　氟对血睾屏障超微结构的影响

更为直接的观察是应用生物素示踪的方法，如图 2 – 13 所示，对照组生精小管结构完整，生物素被阻挡在生精小管外面导致小管间隙有明亮的绿色荧光；加氟组生精小管间质减少，绿色荧光普遍集中在靠近生精小管管腔侧，管腔中也能见到绿色荧光充盈现象。

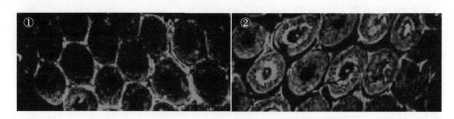

图 2 – 13　生物素示踪法检测氟对血睾屏障的影响
①：对照组；②：加氟组

应用荧光定量 PCR 技术对 BTB 相关连接蛋白 mRNA 进行了检测，结果显示与对照组相比，$N – cadherin$、$\alpha – catenin$、$Connexin – 43$、$Desmoglein – 2$、$Occludin$、$Claudin$、$ZO – 1$ mRNA 的表达量在高氟组出现显著性降低（图 2 – 14），而 $\beta – catenin$ 未见显著变化。

睾丸免疫豁免和血睾屏障功能的破坏意味着睾丸不能阻挡有毒有害物质的侵害，而且这些毒性物质或者机体自身抗原物质会长期居留在睾丸，造成生殖功能和免疫功能发生紊乱，影响动物健康。

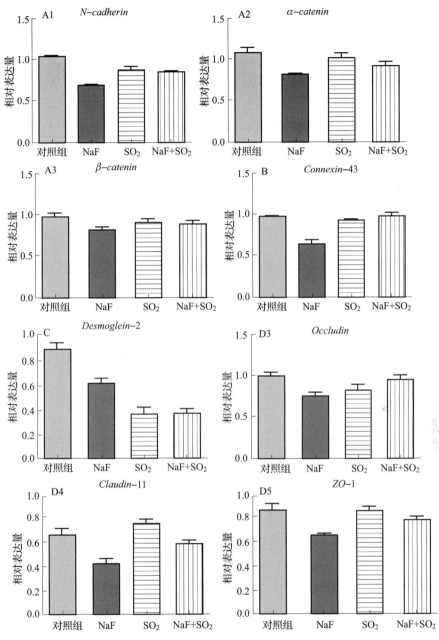

图 2 - 14　氟对血睾屏障相关基因 mRNA 表达的影响

注：* 表示 $P < 0.05$，** 表示 $P < 0.01$，与对照相比

第六节　氟对睾丸炎症反应的影响

睾丸的精子发生是一个多种因素共同调控的复杂生理过程，在此过程中生精细胞会表达诸多表面蛋白和胞内蛋白，但是睾丸内并没有产生强烈的自身免疫反应，而且证明将皮肤、胰岛等组织器官移植入睾丸，这些组织均有不同程度的存活。反之，将睾丸 SC 与移植物共移植，可延长其存活时间，如睾丸 SC 和胰岛细胞的同种异体共移植具有不需要免疫抑制剂就能治愈糖尿病鼠的效果。在完成国家自然科学基金"TGF－β 信号通路在氟对睾丸支持细胞免疫豁免功能影响中的调控机制研究（31372497）"的过程中，我们发现，进行氟暴露小鼠 SC 同种异体肾包膜下移植后，导致移植物中淋巴细胞的凋亡率显著降低，与免疫豁免相关的支持细胞内 TGF－β1 及 FasL 相关通路因子也发生了变化，这说明氟可使睾丸的免疫豁免功能减弱，随之而来的就是睾丸内的自身免疫反应增强，代谢产物增多，自身抗体对机体造成危害等，然而具体机制还待进一步证明。

本课题组发现体内/体外氟暴露均对睾丸支持细胞的免疫豁免功能有减弱作用。如果睾丸免疫豁免受到损害，将导致自身免疫性睾丸炎，引起雄性不育。比如，Zhang 等（2013）在 *Toxicology and Applied Pharmacology* 上发表文章称氟通过上调 TNF－α，IL－1β，iNOS 的表达导致了睾丸炎症。

众所周知，炎症和氧化应激在由疾病和毒物暴露引起的机体反应中起到关键作用，而睾丸是一个免疫豁免器官，抗原的隔离、缺乏淋巴细胞浸润和血睾屏障的存在是免疫豁免的主要原因，而当这些作用不完整时就会导致睾丸炎，甚至自身免疫性睾丸炎，所以炎症和生殖道感染就成了雄性不育的重要致病因素。

IL－6、TNF－α、IL－1β 等是毒物和癌症引起的氧化损伤的重要炎症介导物。TNF－α 是一种重要的前炎症细胞因子，在机体正常的生理条件下，它在睾丸的类固醇合成、精子发生和精子成熟中发挥着重要的作用，但是当睾丸炎症或精子发生损伤时其浓度会升高。有研究表明在睾丸炎中，TNF－α 可以诱导精子细胞凋亡，转移炎症细胞到能放大免疫反应数倍的敏感器官中，破坏血睾屏障的完整性，进而促进精子抗原、TNF－α 和其他细胞因子穿过血睾屏障到机体其他组织，进一步扩大自身免疫反应和炎症反应。

于是，我们检测了在氟暴露下与睾丸炎症相关的细胞因子 *IL－17*、*IL－6*、*TNF－α*、*IL－1β*、*IL－21*、*TGF－β* 的 mRNA 表达情况，结果显示 IL－17、IL－17R、IL－6、TNF－α 的表达量上升，高氟组与对照组相比差异均显著（图2－15）。因此，实验进一步对 IL－17、IL－6、TNFα 的蛋白含量进行下一

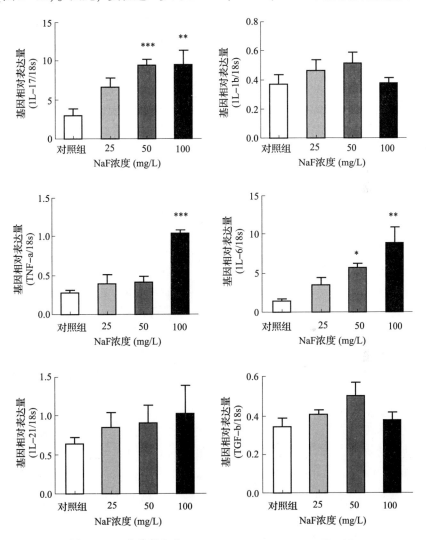

图2－15　小鼠睾丸中 *IL－17*、*IL－6*、*TNF－α*、*IL－1β*、
IL－21、*TGF－β* mRNA 的相对表达量

注：＊表示 $P < 0.05$，＊＊表示 $P < 0.01$，与对照相比

31

步的研究，如图 2 - 16 所示，结果表明，与对照组相比，IL - 17 和 TNF - α 的蛋白表达量在高氟组显著升高，IL - 6 与对照组相比无影响。这说明 IL - 17 和 TNFα 可能是 NaF 影响小鼠睾丸正常发挥的靶向作用点。

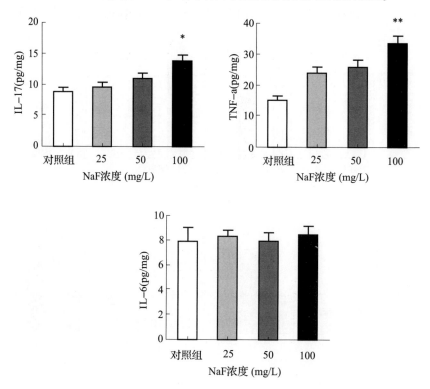

图 2 - 16　氟暴露对小鼠睾丸 IL - 17、TNFα、IL - 6 蛋白表达的影响

注：* 表示 $P < 0.05$，** 表示 $P < 0.01$，与对照相比

在课题组已经完成的国家自然科学基金"应用高通量转录组测序研究氟对动物 HPG 轴的影响及分子机制（31172376）"的过程中，经过 Ingenuity Pathway Analysis 分析，发现在氟作用下，睾丸的转录组测序结果与免疫应答（Immune Response）、神经递质（Neurotransmission）、细胞（Cell）、氧化应激（Oxidative Stress）和心血管代谢（Cardiometabolic）等密切相关。特别值得关注的是，在整个相关的 24 条通路中免疫应答有 8 条，占 1/3，而其中 IL - 17A 在关节炎中的作用（Role of IL - 17A in Arthritis）和 IL - 17 信号（IL - 17 Signaling）占据前两位，说明其具有重要作用。

为此，我们检测了氟中毒动物睾丸中 IL－17 和 IL－17RC mRNA 的表达量，发现两者确实都显著升高了，进一步证实了这一设想，见图 2－17。

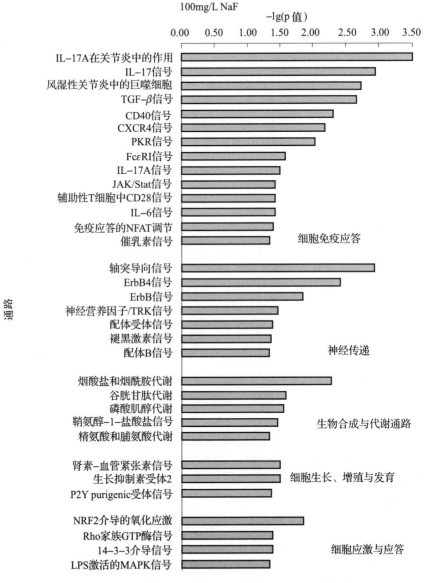

图 2－17　100mg/L NaF 暴露小鼠测序结果生物进程富集分析

睾丸建立了有效的局部天然防御机制，免受多种病原体感染和炎症损伤，睾丸免疫豁免微环境一旦失衡，就会导致炎症反应发生，在炎症反应过程中先天免疫细胞产生了大量的 IL－17。研究表明功能性和阻塞性精子缺乏症患者睾丸的 IL－17 显著高于正常对照组，且 IL－17A 能够招募免疫细胞至睾丸间质组织，诱导局部炎性细胞浸润，破坏血睾屏障。

第七节　氟对睾丸氧化应激的影响

氟中毒对生殖系统影响的作用机制众多，有氧化应激学说、细胞凋亡学说、DNA 损伤学说、自由基损伤学说等，有学者认为氧化应激是氟中毒机制中一个重要的环节。氧化应激是指机体在遭受各种有害刺激时，体内高活性分子如活性氧自由基（ROS）和活性氮自由基（RNS）产生过多，氧化程度超出氧化物的清除，氧化系统和抗氧化系统失衡，从而导致组织损伤。氧化应激起源于反应性的氧化物与生物抗氧化剂间平衡的破坏，造成活性氧浓度升高。而高浓度活性氧会破坏细胞的质膜、蛋白质以及 DNA，致使细胞结构功能以及基因受损，甚至导致细胞死亡。睾丸组织分裂代谢旺盛，富含线粒体及黄嘌呤氧化酶等生成 ROS 酶类，且具有多量不饱和脂肪酸，睾丸组织对于氧化应激损伤更加敏感。大量基础研究及临床资料证明，因睾丸内氧化－抗氧化失衡而出现的氧化应激对于雄性不育症的发生存在显著的促进作用。从现有资料来看，与其把氧化应激当成一种单独的发病环节，莫如把它纳入一定的调控网络中来认识其作用。

体内氧自由基清除剂根据作用机制分成两类：① 自由基链反应阻断剂（非酶抗氧化剂），例如维生素 C、维生素 E 和 β－胡萝卜素等，可以提供自由电子，稳固已经存在的自由基，从而阻断自由基形成的链反应；② 预防性抗氧化剂（抗氧化酶），主要包括超氧化物歧化酶（SOD）、过氧化氢酶（CAT）、谷胱甘肽过氧化物酶（GSH－Px）等，在氧化链启动前即可将自由基清除。

非酶抗氧化剂存在于血液和细胞外液，包括水溶性和脂溶性物质。脂溶性抗氧化剂位于细胞膜和脂蛋白，水溶性抗氧化剂存在于水性环境中，如细胞内液和血液。维生素 E 是脂溶性维生素，可直接与 $\cdot O_2^-$、$\cdot OH$ 等作用，防止自由基引发的脂质过氧化。维生素 C 是水溶性维生素，是血浆中最有效的抗氧化剂，通过还原作用消除氧自由基的毒性。其抗氧化

作用表现在可以与 $\cdot O_2^-$、$\cdot OH$ 等迅速反应. 生成半脱氧维生素 C，还能清除单线态氧。

在氟的生殖毒性研究中，有些学者从氧化应激的角度出发，研究了维生素 C、维生素 E 等抗氧化剂和锌、硒等抗氧化酶类辅基对抗氟损害的拮抗效果，并取得了一定的效果，比较有代表性的是印度学者 Chinoy NJ 团队的系列研究。

抗氧化酶类主要有：SOD、CAT、GSH－Px、抗坏血酸过氧化物酶等。SOD 是生物体有效清除 ROS 的重要酶类之一，被称为生物体抗氧化系统的第一道防线，它能够清除生物氧化过程中产生的 $\cdot O_2^-$，是生物抗氧化酶类的重要成员。SOD 的作用底物是 $\cdot O_2^-$，$\cdot O_2^-$ 既带 1 个负电荷，又只有 1 个成对的电子。在不同条件下，$\cdot O_2^-$ 既可作还原剂变成 O_2，又可作氧化剂变成 H_2O_2，H_2O_2 又在 CAT 的作用下，生成 H_2O 和 O_2。因此，有毒性的 $\cdot O_2^-$ 在 SOD 和 CAT 共同作用下. 变成了无毒的 H_2O 和 O_2。GSH－Px 催化过氧化物反应依赖于 GSH 提供电子，GSH 是一个三肽分子，以还原型（GSH）和氧化型（GSSG）两种形式存在，区别在于活泼巯基是否被氧化而形成两分子间交联，GSH 不仅可以作为 GSH－Px 底物，而且可以直接为自由基的还原提供电子，因此 GSH 对于维持体内微环境的还原态具有重要意义。当 GSH 被氧化成 GSSG 时，生物体内提供了两条 GSH 补充途径，一是从头合成，由谷氨酸、半胱氨酸和甘氨酸在 γ－谷氨酰半胱氨酸合成酶和谷胱甘肽合成酶的催化下生成 GSH；二是以 NADPH 在谷胱甘肽还原酶（GR）作用下还原 GSSG 再生为两分子 GSH。

谷胱甘肽系统中的谷胱甘肽转移酶（GST）、GR 等，也参与了机体抗氧化。在自由基引起的膜磷脂损伤中起修复作用，GST－α 具有非硒依赖性谷胱甘肽过氧化物酶活力，可催化过氧化脂肪酸的还原，有防止脂质过氧化损伤扩大的作用。GR 定位于微粒体及细胞液部分，因各脏器的组织细胞普遍含有 GR，因而 GR 在机体的氧化还原反应中有着重要的作用。

本课题组研究结果显示 25、50 和 100mg/L NaF 饮水摄入 60d 后，如图 2－18 所示，与对照组相比，虽然氟组睾丸的 ROS 变化不显著，但染氟组总抗氧化能力（T－AOC）呈下降趋势，且在 100mg/L 氟组显著降低。由图 2－19 可知，随着氟浓度的增加，与对照组相比，高氟组小鼠机体内抗氧化物质如 SOD、CAT、GSH－Px、GST、GR 活力随染氟剂量增加逐渐降低。

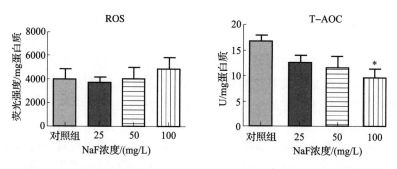

图 2-18　氟对小鼠睾丸中 ROS、T-AOC 及部分抗氧化指标的影响

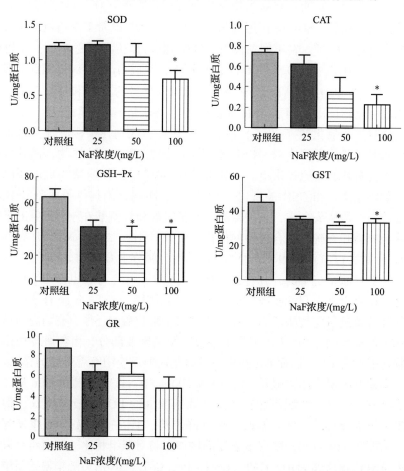

图 2-19　氟对小鼠睾丸中 ROS、T-AOC 及部分抗氧化指标的影响

第八节　氟暴露动物睾丸的 iTRAQ 分析

组学（omics）通常指生物学中对各类研究对象（一般为生物分子）的集合所进行的系统性研究（如基因组学、蛋白质组学等），而这些研究对象的集合被称为组。人类基因组测序工作的完成，迎来了后基因时代。人们对生命过程的理解有了很大的提高，研究的热点转移到基因的功能和几个"组学"研究，包括研究核糖核酸（RNA）转录过程的转录组学、研究某个过程中所有蛋白及其功能的蛋白质组学、研究代谢产物的变化及代谢途径的代谢组学。基因组学、转录组学、蛋白质组学与代谢组学之间存在十分密切的联系。众所周知，生物信息从 DNA、mRNA、蛋白质、代谢产物、细胞、组织、器官、个体、群体的方向进行流动，形成了相对应的研究层次。生命现象又是各层次有机整合的结果，所以结合生物信息学技术对各种组学的深入研究具有重要的意义。

蛋白质作为生命活动中多项功能的执行体，能直接反映基因给予的信息，其表达谱比基因表达谱更能直接反映生物体的功能机制，目前已成为新的研究热点。1994 年澳大利亚学者 Wilkins 和 Williams 等人提出蛋白质组（Proteome）的概念，是指全部基因表达的全部蛋白质及其存在方式，是一种细胞、组织或完整生物体在特定时空上所拥有的全套蛋白质。蛋白质组学（proteomics）即以蛋白质组为研究对象的研究领域，从蛋白质组的水平进一步认识生命活动的机理和疾病发生的分子机制。蛋白质组研究是对基因组研究的重要补充，它是对生物体在蛋白质水平定量、动态、整体性的研究。

相对和绝对定量同位素标记（isobaric tags for relative and absolute quantitation，iTRAQ）技术是美国应用生物系统公司在 2004 年推出的一项新的体外同位素标记技术。使用该技术可以寻找差异表达蛋白，并分析其蛋白功能，同时可以对 1 个基因组表达的全部蛋白质或 1 个复杂的混合体系中的所有蛋白质进行精确定量和鉴定。iTRAQ 技术能够使用 4 或 8 种不同的同位素试剂对 4 或 8 种不同的蛋白质样品同时进行标记、比较。iTRAQ 试剂为可与氨基酸 N 端及赖氨酸侧链连接的胺标记同重元素。在质谱图中，任何一种 iTRAQ 试剂标记的不同样本中的同一蛋白质表现为相同的质荷比。而在串联质谱中，信号离子表现为不同质荷比的峰。因此，可根据波峰的高度及面积，可以得到蛋白质的定量信息。

iTRAQ 定量方法可以在一次串联质谱实验中同时比较 8 个样品中的蛋白的相对含量，主要步骤为蛋白提取、酶解、标记、混合、SCX 预分离、液相串联质谱分析。在一级质谱时，平衡基团可以确保无论用哪种报告离子标记肽段，都显示为相同的质荷比值。在二级质谱时，平衡基团发生中性丢失，而报告离子的强度则可以反映肽段的相对丰度值。每一个 iTRAQ 实验都会产生成千上万个光谱，数千个可识别多肽和上百个可鉴定蛋白。因此，生物信息学的工具和分析方法对于分析和解释这些数据是必不可少的。

利用 iTRAQ 技术进行蛋白质组定量的优势主要体现在：① 由于试剂可以标记任何肽段，包括翻译后修饰肽段，因此可以极大地提高蛋白鉴定的可信度和覆盖度。② 由于可以对一个蛋白的多个肽段进行定量，因此可以提高定量的可信度。③ 对于发现生物标记物，是一种高通量的研究方法。④ 定量精度较高。⑤ 可以在一次实验中，进行多达 8 个样品的比较。但是 iTRAQ 技术本身的某些性质也制约了它的应用，如 iTRAQ 试剂几乎可以与样本中的所有蛋白结合，容易受样本中的杂质蛋白及样本处理过程中缓冲液的污染，需要对样本进行预处理并尽量减少操作过程中的污染。此外，目前 iTRAQ 试剂仍非常昂贵，这也一定程度制约了它的广泛应用。

本课题组选取暴露于 25mg/L NaF 和 100mg/L NaF 60d 的小鼠作为研究对象，摘取睾丸，进行 iTRAQ 分析，依据蛋白质丰度水平，当差异倍数达到 1.2 倍以上，且经统计检验其 $P < 0.05$ 时，视为差异蛋白。结果见表 2-10 和图 2-20，25mg/L NaF 组中共有 511 个差异表达蛋白，100mg/L NaF 组中共有 361 个差异表达蛋白，共同变化的蛋白有 88 个，详见表 2-11。

表 2-10 25mg/L 和 100mg/L 氟暴露小鼠睾丸中差异蛋白统计

组别	上调蛋白	下调蛋白	总的差异表达蛋白
25mg/L vs. 对照组	297	214	511
100mg/L vs. 对照组	201	160	361

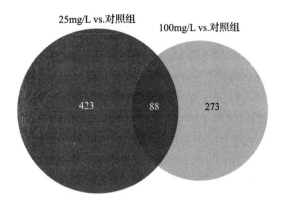

图 2 – 20　25mg/L 和 100mg/L 氟暴露小鼠睾丸中差异蛋白统计

表 2 – 11　　　25mg/L 和 100mg/L 氟暴露小鼠睾丸中差异蛋白

登录号	蛋白名称	对应基因名称	特有肽段序列数量	覆盖度/%	变化倍数	
					25mg/L vs. 对照组	100mg/L vs. 对照组
Q3TDU5	Milk fat globule – EGF factor 8 protein, isoform CRA_a 乳脂肪球 – EGF 因子 8	Mfge8	1	21.4	1.894	1.528
O89017	Legumain 豆荚蛋白	Lgmn	5	21.4	1.761	1.41
Q5DTL0	MKIAA4152 protein（Fragment）MKIAA4152 蛋白	Enpp5	5	13.2	1.752	1.459
Q61599	Rho GDP – dissociation inhibitor 2 Rho GDP 解离抑制剂 4	Arhgdib	2	23.5	1.738	1.325
Q3TJZ6	Protein FAM98A FAM98A 蛋白	Fam98a	3	11.8	1.694	1.635
Q9D855	Cytochrome b – c1 complex subunit 7 细胞色素 b – c1 复合体亚基 7	Uqcrb	4	29.7	1.693	1.264
B7ZWC4	Insulin – like growth factor 2 receptor 类胰岛素生长因子受体 2	Igf2r	4	2	1.671	1.478

续表

登录号	蛋白名称	对应基因名称	特有肽段序列数量	覆盖度/%	变化倍数	
					25mg/L vs. 对照组	100mg/L vs. 对照组
P40935	Phenylethanolamine N‑methyltransferase 苯乙醇胺N‑甲基转移酶	Pnmt	5	20.7	1.629	1.328
Q9CRD2	ER membrane protein complex subunit 2 内质网膜蛋白复合体亚基2	Emc2	4	14.8	1.626	1.384
E9Q2H1	E3 ubiquitin‑protein ligase UBR5 E3 泛素‑蛋白连接酶 UBR5	Ubr5	8	3.7	1.601	1.209
Q496Q2	Glutathione peroxidase 谷胱甘肽过氧化物酶	Gpx5	1	39.4	1.591	1.448
Q9Z0S9	Prenylated Rab acceptor protein 1 异戊烯基Rab受体蛋白1	Rabac1	2	15.7	1.568	1.534
Q571E4	N‑acetylgalactosamine‑6‑sulfatase N‑乙酰半乳糖胺‑6‑硫酸酯酶	Galns	3	6.3	1.562	1.255
Q3TTZ3	Putative uncharacterized protein（Fragment） 未知蛋白	Myo1b	13	17.4	1.518	1.401
Q4FJZ7	Ada proteinAda 蛋白	Ada	6	18.2	1.514	1.63
Q8CC70	Protein 9230110C19Rik 923‑0110C19Rik 蛋白	9230110C19Rik	6	24.3	1.508	1.541
Q8BK60	Putative uncharacterized protein 未知蛋白	Serpinb1a	8	26.4	1.496	1.997
Q3TC98	Putative uncharacterized protein 未知蛋白	Vps39	7	13.6	1.494	1.595

续表

登录号	蛋白名称	对应基因名称	特有肽段序列数量	覆盖度/%	变化倍数	
					25mg/L vs. 对照组	100mg/L vs. 对照组
O08797	Protein Serpinb9 Serpinb9 蛋白	Serpinb9	10	29.9	1.473	1.267
Q5DU67	MFLJ00088 protein (Fragment) MFLJ00088 蛋白	Ganc	5	8.4	1.461	1.876
Q9JI90	E3 ubiquitin－protein ligase RNF14 E3 泛素－蛋白连接酶 RNF14	Rnf14	3	6.6	1.456	1.288
Q3TIZ0	Putative uncharacterized protein 未知蛋白	Tuba1c	3	61.7	1.44	1.925
G3X8X7	Vacuolar protein sorting 16 (Yeast) 分拣蛋白 16	Vps16	6	10.5	1.424	1.295
Q3SXD3	HD domain－containing protein 2 HD 结构域蛋白 2	Hddc2	3	14.6	1.393	1.275
P51174	Long－chain specific acyl－CoA dehydrogenase, mitochondrial 长链特异性酰基辅酶 A 脱氢酶	Acadl	7	21.4	1.393	1.234
Q8BND5	Sulfhydryl oxidase 1 巯基氧化酶 1	Qsox1	12	19.3	1.389	1.622
Q3TQD9	Putative uncharacterized protein (Fragment) 未知蛋白	Sardh	7	8.7	1.384	1.416
Q91W43	Glycine dehydrogenase (decarboxylating), mitochondrial 甘氨酸脱氢酶	Gldc	16	24.1	1.377	1.319
Q3UBS0	Putative uncharacterized protein 未知蛋白	Apoe	4	16.1	1.351	1.57

续表

登录号	蛋白名称	对应基因名称	特有肽段序列数量	覆盖度/%	变化倍数	
					25mg/L vs. 对照组	100mg/L vs. 对照组
P29788	Vitronectin 玻连蛋白	Vtn	4	9.6	1.35	1.741
Q8BJ64	Choline dehydrogenase, mitochondrial 胆碱脱氢酶	Chdh	8	22	1.344	1.33
Q9R0H0	Peroxisomal acyl – coenzyme A oxidase 1 过氧化物酶酰基辅酶 A 氧化酶 1	Acox1	11	27.5	1.34	1.224
Q3THX5	Putative uncharacterized protein 未知蛋白	Mvp	15	25.9	1.336	1.296
D3Z3G5	Sulfotransferase 磺基转移酶	Sult1a1	3	16.4	1.303	1.729
Q3UMR5	Calcium uniporter protein, mitochondrial 钙单向转运蛋白	Mcu	6	22.6	1.298	1.336
Q80XN0	D – beta – hydroxybutyrate dehydrogenase, mitochondrial D – β – 羟丁酸脱氢酶	Bdh1	7	23.9	1.294	1.313
Q3UMY5	Echinoderm microtubule – associated protein – like 4 类棘皮动物微管相关蛋白 4	Eml4	7	9.8	1.277	1.446
Q3TZZ7	Extended synaptotagmin – 2 延伸突触结合蛋白 2	Esyt2	7	11.8	1.265	1.307
Q7TMR0	Lysosomal Pro – X carboxypeptidase 溶酶体 Pro – X 羧肽酶	Prcp	6	15.9	1.259	1.356
Q64726	Zinc – alpha – 2 – glycoprotein 锌 – α – 2 – 糖蛋白	Azgp1	9	29.3	1.259	1.249
Q8K0C4	Lanosterol 14 – alpha demethylase 羊毛固醇 14 – α 脱甲基酶	Cyp51a1	10	22.9	1.254	1.404

续表

登录号	蛋白名称	对应基因名称	特有肽段序列数量	覆盖度/%	变化倍数	
					25mg/L vs. 对照组	100mg/L vs. 对照组
Q9CZS1	Aldehyde dehydrogenase X, mitochondrial 醛脱氢酶 X	Aldh1b1	12	37.4	1.254	0.738
Q3TIH8	Putative uncharacterized protein 未知蛋白	Zpr1	6	17	1.245	1.41
F8WJE0	Deoxynucleoside triphosphate triphosphohydrolase SAMHD1 脱氧核糖核苷三磷酸酶 SAMHD1	Samhd1	12	27.2	1.242	1.274
Q8BPI1	Protein kintoun　kintoun 蛋白	Dnaaf 2	8	17.8	1.242	1.237
P32261	Antithrombin – Ⅲ　抗凝血酶 – Ⅲ	Serpinc1	13	35.9	1.221	1.271
Q5BKS2	Protein phosphatase 1B, magnesium dependent, beta isoform 蛋白磷酸酶 1B	Ppm1b	4	13.9	1.216	1.241
E0CXW2	Uncharacterized aarF domain – containing protein kinase 5　非典型 aarF 结构域蛋白激酶 5	Adck5	2	5.1	1.215	1.486
Q9DCJ9	N – acetylneuraminate lyase N – 乙酰神经氨酸裂合酶	Npl	12	44.7	1.206	1.236
P28665	Murinoglobulin – 1　Murinoglobulin 蛋白 1	Mug1	16	27	0.826	0.638
D3Z4K0	Protein Ankrd36　Ankrd36 蛋白	Ankrd36	6	5.2	0.803	0.764
Q80Y75	DnaJ homolog subfamily B member 13　DnaJ 同族体亚科 B 成员 13	Dnajb13	9	42.7	0.789	0.766

续表

登录号	蛋白名称	对应基因名称	特有肽段序列数量	覆盖度/%	变化倍数	
					25mg/L vs. 对照组	100mg/L vs. 对照组
Q9CSV6	Vesicle transport protein SFT2C 囊泡运输蛋白 SFT2C	Sft2d3	1	6.7	0.787	0.77
Q3U6M5	Putative uncharacterized protein 未知蛋白	Ranbp1	2	10.8	0.784	0.799
Q3UEJ7	Putative uncharacterized protein 未知蛋白	Ass1	13	35.7	0.773	0.632
Q8CFI2	Ubiquitin – conjugating enzyme E2 R1 泛素结合酶 E2 R1	Cdc34	4	17	0.769	0.764
G3UWD6	Glucose – 6 – phosphate 1 – dehydrogenase 葡萄糖 – 6 – 磷酸脱氢酶	G6pd2	8	26.5	0.768	0.723
Q05816	Fatty acid – binding protein, epidermal 脂肪酸结合蛋白	Fabp5	4	41.5	0.758	1.227
Q91Z31	Polypyrimidine tract – binding protein 2 多聚嘧啶区结合蛋白质 2	Ptbp2	5	19.6	0.752	0.833
Q3TV94	Putative uncharacterized protein 未知蛋白	Ssr1	3	11.9	0.752	0.813
P06683	Complement component C9 补体成分 C9	C9	10	20.6	0.752	0.586
Q9D8E6	60S ribosomal protein L4 60S 核糖体蛋白 L4	Rpl4	4	14.8	0.749	0.674
P54116	Erythrocyte band 7 integral membrane protein 膜蛋白的红细胞带 7	Stom	5	27.1	0.728	0.746
Q91WS0	CDGSH iron – sulfur domain – containing protein 1 CDGSH 铁 – 硫结构域蛋白 1	Cisd1	3	34.3	0.723	0.761

续表

登录号	蛋白名称	对应基因名称	特有肽段序列数量	覆盖度/%	变化倍数	
					25mg/L vs. 对照组	100mg/L vs. 对照组
Q80XK0	Serine/threonine – protein phosphatase（Fragment）丝氨酸/苏氨酸蛋白磷酸酶	Ppp3cc	4	16.4	0.72	0.752
Q810N3	Protein BC049730　BC049730 蛋白	BC049730	2	8.9	0.711	0.708
Q5H8C4	Vacuolar protein sorting – associated protein 13A　分拣相关蛋白 13A	Vps13a	35	14.6	0.711	0.687
E9Q0C6	Protein Gm14569　Gm14569 蛋白	Gm14569	22	19.7	0.705	0.762
Q922Q9	Chitinase domain – containing protein 1　几丁质酶结构域蛋白 1	Chid1	8	29.8	0.703	0.816
P97290	Plasma protease C1 inhibitor 血浆蛋白酶抑制剂 C1	Serping1	6	14.9	0.695	1.49
Q78Y63	Phosducin – like protein 2 类光传感因子蛋白 2	Pdcl2	5	28.8	0.694	0.703
P43274	Histone H1.4　组蛋白 H1.4	Hist1h1e	2	14.6	0.675	0.637
Q3UF30	Putative uncharacterized protein　未知蛋白	S100a10	2	17.5	0.659	0.7
Q99K70	Ras – related GTP – binding protein C　Ras 相关的 GTP 结合蛋白 C	Rragc	3	9	0.65	0.805
Q3THJ0	60S ribosomal protein L18a 60S 核糖体蛋白 L18a	Rpl18a	3	19.3	0.644	0.692
Q8BFZ3	Beta – actin – like protein 2 类 β – actin 蛋白 2	Actbl2	2	25	0.641	0.733

续表

登录号	蛋白名称	对应基因名称	特有肽段序列数量	覆盖度/%	变化倍数	
					25mg/L vs. 对照组	100mg/L vs. 对照组
A0A087WNP6	Protein CDV3 CDV3 蛋白	Cdv3	2	13.2	0.638	0.687
P62983	Ubiquitin – 40S ribosomal protein S27a 泛素 – 核糖体蛋白 S27a	Rps27a	6	46.2	0.634	0.828
Q61646	Haptoglobin 触珠蛋白	Hp	10	29.1	0.631	3.444
Q80ZQ0	Sperm acrosome membrane – associated protein 4 精子顶体膜相关蛋白 4	Spaca4	1	9.4	0.616	0.473
P23242	Gap junction alpha – 1 protein 缝隙连接蛋白 α – 1	Gja1	2	7.9	0.615	0.651
B7ZN13	Aldehyde dehydrogenase 醛脱氢酶	Aldh3a1	2	5.3	0.595	0.559
D3Z3B2	V – type proton ATPase 16 kDa proteolipid subunit（Fragment） V 型质子 ATP 酶 16kDa 含蛋白脂质亚基	Atp6v0c	1	15.5	0.571	0.764
O54962	Barrier – to – autointegration factor 屏障 – 自整合因子	Banf1	2	40.4	0.57	0.732
Q9CPT4	UPF0556 protein C19orf10 homolog UPF0556 蛋白 C19orf10 同族体	D17Wsu104e	3	21.7	0.559	0.771
Q3UFI4	60S ribosomal protein L6 60S 核糖体蛋白 L6	Rpl6	2	8.8	0.474	0.685
B2RUF0	Y box protein 2 Y 盒蛋白 2	Ybx2	5	24.8	0.464	0.685
P17665	Cytochrome c oxidase subunit 7C, mitochondrial 细胞色素 C 氧化酶亚基 7C	Cox7c	1	14.3	0.427	0.811

　　Gene Ontology（简称 GO）是一个国际标准化的基因功能分类体系，提供了一套动态更新的标准词汇表（Controlled Vocabulary）来全面描述生物体中基因和基因产物的属性。GO 总共有三个本体（Ontology），分别描述基因的分子功能（Molecular Function）、所处的细胞位置（Cellular Component）、参与的生物过程（Biological Process）。针对鉴定出的所有差异蛋白进行 GO 功能注释分析，给出的结果包括两部分：protein2go 和 go2protein。

　　protein2go：针对每个蛋白，给出所有相应的 GO 功能的 ID 列表。

　　go2protein：针对三个 ontology 中所涉及的 GO 条目，列出所有相应的蛋白的 ID 及蛋白个数，同时做出统计图，略去没有相应蛋白的 GO 条目。

　　图 2 - 21 展示了 88 个共同变化的差异蛋白所对应的 go2protein。

　　蛋白相邻类的聚簇（COG）是对蛋白质进行直系同源分类的数据库。构成每个 COG 的蛋白都是被假定为来自于一个祖先蛋白，并且是 orthologs 或者是 paralogs。Orthologs 是指来自于不同物种的由垂直家系（物种形成）进化而来的蛋白，并且特异地保留与原始蛋白相同的功能。Paralogs 是那些在一定物种中的来源于基因复制的蛋白，可能会进化出新的与原来有关的功能。该分析将鉴定到的蛋白质和 COG 数据库进行比对，预测这些蛋白质可能的功能并对其做功能分类统计。图 2 - 22 展示了 88 个共同变化的差异蛋白所对应的 COG。

　　GO 功能显著性富集分析给出与所有鉴定到的蛋白质背景相比，差异蛋白质中显著富集的 GO 功能条目，从而给出差异蛋白质与哪些生物学功能显著相关。如上蛋白质定量部分所述，两样品比较时，当蛋白的丰度比即差异倍数达到 1.2 倍以上，且经统计检验其 P 值小于 0.05 时，视该蛋白为不同样品间的差异蛋白。该分析首先把所有差异蛋白质向 Gene Ontology 数据库（http://www.geneontology.org/）的各个 term 映射，计算每个 term 的蛋白质数目，然后应用超几何检验，找出与所有蛋白质背景相比，在差异蛋白质中显著富集的 GO 条目。表 2 - 12 和表 2 - 13 所示为 25mg/L 和 100mg/L 氟组中同时出现的 GO 分子功能和生物过程富集条目。

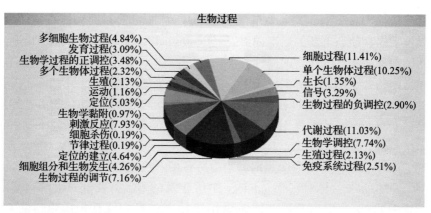

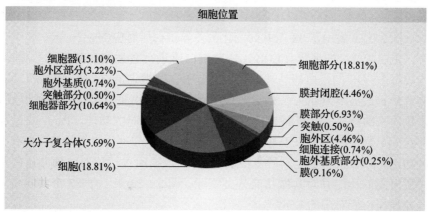

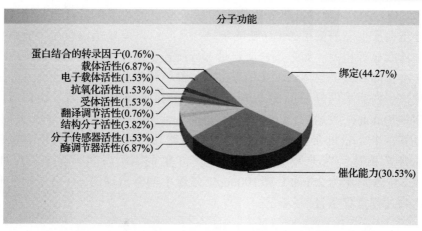

图 2－21　25mg/L 和 100mg/L 氟暴露小鼠睾丸中差异蛋白 GO 分析

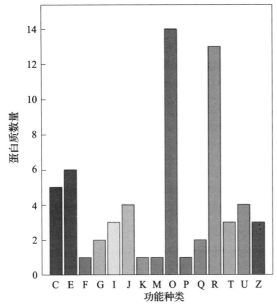

C: 能量生成与转化
E: 氨基酸转运与代谢
F: 核酸转运与代谢
G: 碳水化合物转运与代谢
I: 脂类转运与代谢
J: 翻译, 核糖体结构与形成
K: 转录
M: 细胞壁/膜/被膜的形成
O: 翻译后修饰, 蛋白质转换, 分子伴侣
P: 无机离子转运与代谢
Q: 次生代谢物生物合成、转运和分解代谢
R: 通用功能预测
T: 信号转导机制
U: 胞内运输, 分泌和膜泡运输
Z: 细胞骨架

图 2-22 25mg/L 和 100mg/L 氟暴露小鼠睾丸中差异蛋白 COG 分析

表 2-12 25mg/L 和 100mg/L 氟组中同时出现的 GO 分子功能富集条目

GO 条目	P 值		注释差异蛋白的数目和比值 (>3%)	
	25mg/L vs. 对照组	100mg/L vs. 对照组	25mg/L vs. 对照组	100mg/L vs. 对照组
carboxylic acid binding 羧酸绑定	0.048	0.037	15 (3.4%)	12 (3.8%)
endopeptidase inhibitor activity 肽链内切酶抑制剂活性	0.012	0.001	14 (3.2%)	14 (4.4%)
endopeptidase regulator activity 肽链内切酶调节器活性	0.009	0.001	15 (3.4%)	14 (4.4%)
enzyme inhibitor activity 酶抑制剂活性	0.028	0.004	20 (4.6%)	18 (5.7%)
oxidoreductase activity 氧化还原酶活力	0.001	<0.001	54 (12.3%)	44 (14.0%)
peptidase regulator activity 肽酶调节器活性	0.018	0.002	16 (3.6%)	15 (4.8%)
serine-type endopeptidase inhibitor activity 丝氨酸型肽链内切酶抑制剂活性	0.001	<0.001	12 (2.7%)	13 (4.1%)

表 2 – 13　25mg/L 和 100mg/L 氟组中同时出现的 GO 生物过程富集条目

GO 条目	P 值		注释差异蛋白的数目和比值（>3%）	
	25mg/L vs. 对照组	100mg/L vs. 对照组	25mg/L vs. 对照组	100mg/L vs. 对照组
alcohol metabolic process 乙醇代谢过程	0.021	0.004	19（4.3%）	17（5.4%）
carboxylic acid catabolic process 羧酸分解过程	0.044	0.011	17（3.9%）	15（4.8%）
catabolic process 分解过程	<0.001	0.039	118（27%）	74（23.6%）
defense response 防御反应	0.012	0.012	30（6.9%）	23（7.3%）
inflammatory response 炎症反应	0.013	0.027	15（3.4%）	11（3.5%）
macromolecular complex subunit organization 大分子复合体亚基组织	<0.001	0.025	80（18.3%）	49（15.7%）
negative regulation of hydrolase activity 水解酶活力的负调控	0.044	0.002	17（3.9%）	17（5.4%）
negative regulation of peptidase activity 肽酶活力的负调控	0.034	0.001	14（3.2%）	15（4.8%）
organic acid catabolic process 有机酸分解过程	0.044	0.011	17（3.9%）	15（4.8%）
organic acid metabolic process 有机酸代谢过程	0.029	0.001	54（12.4%）	47（15%）
organic hydroxy compound metabolic process 有机羟基化合物代谢过程	0.005	0.002	23（5.3%）	19（6.1%）
organic substance catabolic process 有机物分解过程	<0.001	0.024	111（25.4%）	71（22.7%）
oxidation – reduction process 氧化还原过程	0.021	0.008	57（13%）	45（14.4%）
oxoacid metabolic process 酮酸代谢过程	0.032	0.001	53（12.1%）	46（14.7%）
protein complex subunit organization 蛋白质复合体亚基组织	<0.001	0.013	67（15.3%）	42（13.4%）
regulation of peptidase activity 肽酶活力的调节	0.029	0.002	20（4.6%）	19（6.1%）

续表

GO 条目	P 值		注释差异蛋白的 数目和比值（>3%）	
	25mg/L vs. 对照组	100mg/L vs. 对照组	25mg/L vs. 对照组	100mg/L vs. 对照组
response to alcohol 乙醇应答	0.001	0.017	23（5.3%）	15（4.8%）
response to corticosteroid stimulus 皮质类固醇的刺激应答	<0.001	<0.001	22（5%）	14（4.5%）
response to extracellular stimulus 胞外刺激应答	0.018	0.019	22（5%）	17（5.4%）
response to glucocorticoid stimulus 糖皮质激素的刺激应答	<0.001	<0.001	21（4.8%）	14（4.5%）
response to hormone stimulus 激素刺激应答	0.006	0.001	44（10.1%）	37（11.8%）
response to lipid 脂质应答	<0.001	<0.001	42（9.6%）	31（9.9%）
response to nutrient 营养素应答	0.003	0.006	17（3.9%）	13（4.2%）
response to nutrient levels 营养水平应答	0.022	0.026	21（4.8%）	16（5.1%）
response to organic cyclic compound 有机环状化合物应答	0.001	<0.001	42（9.6%）	36（11.5%）
response to organic substance 有机物质应答	0.038	0.025	82（18.8%）	62（19.8%）
response to oxygen - containing compound 含氧化合物应答	0.005	0.017	56（12.8%）	40（12.8%）
response to steroid hormone stimulus 固醇类激素的刺激应答	<0.001	<0.001	32（7.3%）	25（8%）
single - organism biosynthetic process 单一生物体生物合成过程	0.034	<0.001	26（5.9%）	26（8.3%）
single - organism catabolic process 单一生物体分解过程	0.005	0.007	25（5.7%）	19（6.1%）
small molecule biosynthetic process 小分子生物合成过程	0.049	<0.001	25（5.7%）	26（8.3%）
small molecule catabolic process 小分子分解过程	0.005	0.007	25（5.7%）	19（6.1%）

续表

GO 条目	P 值		注释差异蛋白的数目和比值（>3%）	
	25mg/L vs. 对照组	100mg/L vs. 对照组	25mg/L vs. 对照组	100mg/L vs. 对照组
steroid metabolic process 类固醇代谢过程	0.015	0.001	15（3.4%）	15（4.8%）
sulfur compound metabolic process 含硫化合物代谢过程	0.030	<0.001	17（3.9%）	18（5.8%）

在生物体内，不同蛋白相互协调行使其生物学行为，基于通路的分析有助于更进一步了解其生物学功能。KEGG 是有关通路的主要公共数据库（Kanehisa，2008），通过通路分析能确定蛋白质参与的最主要生化代谢途径和信号转导途径。通路显著性富集分析方法同 GO 功能富集分析，是以 KEGG 通路为单位，应用超几何检验，找出与所有鉴定到蛋白背景相比，在差异蛋白中显著性富集通路。通过通路显著性富集能确定差异蛋白参与的最主要生化代谢途径和信号转导途径。表 2－14 所示为 25mg/L 和 100mg/L 氟组中同时出现的 KEGG 富集通路。

表 2－14　25mg/L 和 100mg/L 氟组中同时出现的 KEGG 富集通路

KEGG 通路	P 值		注释差异蛋白的数目和比值	
	25mg/L vs. 对照组	100mg/L vs. 对照组	25mg/L vs. 对照组	100mg/L vs. 对照组
alpha－Linolenic acid metabolism α－亚麻酸代谢	0.025	0.007	4（0.92%）	4（1.34%）
Complement and coagulation cascades 补体和凝血级联	0.020	<0.001	11（2.52%）	13（4.36%）
Glycine, serine and threonine metabolism 甘氨酸、丝氨酸和苏氨酸代谢	0.005	0.010	8（1.83%）	6（2.01%）
Glycosaminoglycan degradation 黏多糖	0.004	0.043	5（1.15%）	3（1.01%）
Ribosome 核糖体	<0.001	0.018	27（6.19%）	10（3.36%）

氟暴露动物睾丸的 iTRAQ 分析为进一步研究氟的生殖毒性提供了新的思路，但是，需要注意的是，以上的 GO 和通路分析建立在预测的基础上，而且针对的是差异蛋白所对应的基因。因此，需要今后的再验证才能揭开氟的睾丸毒性的真正面纱。

第九节　氟暴露动物睾丸的基因芯片检测

毒理学是研究毒物与生物有机体之间相互作用的一门学科，一方面探讨毒物对生物有机体各种组织细胞、分子，特别是生物大分子作用及损害的机制，阐明毒物分子结构与其毒作用之间的关系，另一方面，也研究毒物在体内的代谢动力学过程（吸收、分布、代谢转化、排泄）及机体防御体系对毒作用的影响。近 20 年来，现代细胞与分子生物学理论与技术进步，尤其是基因组学的飞速发展赋予毒理学工作者新的启迪和工具，从而改变了传统毒理学研究的基本格局，在 2001 年人类基因组计划初步完成之后，现代基因组学技术与传统的毒理学相结合，诞生了毒理基因组学（Toxicogenomics）。毒理基因组学利用基因和蛋白水平的变化来阐明生物有机体与毒物之间的相互作用，实现从传统毒理学的整体和器官水平向细胞和分子水平的飞跃。

毒理基因组学的主要目的是了解环境应激和人类疾病易感性之间的关系，寻找疾病以及毒物暴露的有用生物性标志物，阐述毒性的分子机制，建立毒物与环境效应的公共数据库。广义而言，毒理基因组学除了利用微阵列技术进行基因组规模的转录表达谱分析外，还整合了其他研究领域的信息，包括细胞或组织水平的全面蛋白表达谱分析、基因多态性分析、代谢中间产物的整体分析及计算机模型的建立等。真正实现了从整体和器官水平向细胞和分子水平的飞跃，从组织、细胞中个别或少数内容物的检测到全面审视机体所有基因、蛋白质和代谢物水平的各种"组学"技术的发展，并与生物信息学及传统毒理学渗透整合，形成了全新的系统毒理学（Systems toxicology），在阐明毒物对机体损伤作用和致癌过程的分子机制方面取得了重要的突破，产生了一些新的研究热点；建立和发展了许多新的分子生物标志物，成为沟通毒理学实验研究与人群流行病学调查的"共同语言"，使宏观与微观研究有机地结合起来，改变了化学物质危险度评价。

基因芯片（gene chip），又称 DNA 微阵列（DNA microarray），属于生

物芯片中的一种。生物芯片的概念来源于计算机芯片，借用了计算机芯片的集成化特点，将生物活性大分子或组织、细胞等密集排列固定在固相载体上形成微型检测器件。目前生物芯片主要包括基因芯片、蛋白质芯片、微球体芯片、微流体芯片及芯片实验室，基因芯片是其中最早产生的一类芯片，也是现在使用最广泛的一类。其主要原理是分子生物学中的核酸分子原位杂交技术，即利用核酸分子碱基之间互补配对的原理，通过各种技术手段将核苷酸固定到固体支持物上，随后将处理好的样品与其进行杂交，以实现对所测样品基因的大规模检验。研究人员应用基因芯片就可以在同一时间定量的分析大量（成千上万个）的基因表现，具有快速、精确、低成本之生物分析检验能力。美国 Affymetrix 生物公司于 1996 年制造出世界上第一块商业化的基因芯片，由此掀起了基因芯片研究热潮。

本课题组通过小鼠饮水染氟 200mg/L NaF 56d，摘取对照组与氟组睾丸，经 cDNA 与不同荧光标记混合后，再与 32K 小鼠全基因组芯片杂交，结果显示有 899 个基因发生了改变，其中包括 381 个基因上调和 518 个基因下调。这些差异基因经过 GO 分析后按照其不同的功能进行分类，包括精子发生、细胞周期、细胞凋亡、信号转导和氧化应激等生物学途径（图 2 – 23）。

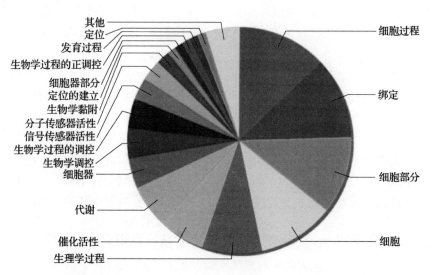

图 2 – 23　将差异基因进行功能分类（GO）分析，GO 具有三级结构的标准语言，
　　　　　根据基因产物的相关分子功能，生物学途径，细胞学组件分类描述

微阵列芯片的数据结果显示在细胞分化及精子发生的生物学过程中，基因 *Prm3*、*Spata19*、*Odf 2*、*Zfp37*、*MLf1* 等基因表达下调；*Zfp29*、*Tex15*、*Dock7*、*Dbn1* 等基因表达上调。

据相关报道，Zfp29 是一种在成年雄性小鼠睾丸中特异表达的一种蛋白质，Zfp29 蛋白浓缩富集于减数分裂后期的细胞和圆形精子细胞中，其作用是调节精子发生阶段的生殖细胞减数分裂程度。*Tex15* 同样是一种在染色体联会以及减数分裂同源重组阶段的必须的一种蛋白质，睾丸中缺乏 *Tex15* 会导致减数分裂障碍。NaF 染毒的小鼠睾丸中 *Zfp29*、*Tex15* 的表达量都显著上升，推测机体为保持动态的平衡，在某些功能受损的情况下，使得其他相关基因过表达，从而达到一种代偿作用。

在精母细胞中，基因 *Prm3*、*Spata19*、*Odf2* 和 *Zfp37* 在细胞形态和功能的转变过程中起着重要作用。蛋白 Prm3 存在于正在伸长的精子胞质中，缺乏 Prm3 能够降低精子的活动力；*Spata19* 同样是一种精子发生阶段细胞特异表达的基因，在睾丸中表达水平较高，Spata19 蛋白执行连接线粒体和叶鞘之连接间的功能，使线粒体能够为精子运动提供能量，其 mRNA 表达的下调会降低精子活力。

在哺乳动物正常精子的尾部，外致密纤维（outer dense fibers）起着维持精子形态和功能的重要作用。Odf2 是一种维持精子尾部正常形态结构的蛋白质，据研究显示，Odf2 蛋白中酪氨酸磷酸化作用可以强烈导致精子尾部的畸形。

由于试验组小鼠精子发生被阻滞及精子细胞受到了损伤，一定程度上抑制了正常的生殖功能的执行，机体则通过代偿作用使得一些在精子发生及细胞分化的相关基因，如 *Zfp29*、*Tex15* 基因的过表达，以达到一种动态平衡的结果。该推测从精液品质的分析结果可以得到印证，如对照组和试验组的精子密度差异不显著，但精子的活率和活动率显著下降，这说明机体为了降低 NaF 对精子损伤所带来的影响，启动机体代偿机制，生成更多数量的精子来弥补损失，但是生成的弱精和死精仍占有很高的比例。

第十节　氟暴露动物睾丸的转录组测序分析

1978 年，Sanger 首次建立了 DNA 双脱氧测序技术，完成了第一个完整基因组图谱的绘制。而随着科学的发展和人们对测序需求的增加，传统的 DNA 测序技术的局限性日益突出，一方面费时费力，同时成本还高。高通量测序技术是对传统测序一次革命性的改变，一次对几十万到几百万条 DNA 分子进行序列测定，因此在有些文献中称其为下一代测序技术（NGS）足见其划时代的改变，同时高通量测序使得对一个物种的转录组和基因组进行细致全貌的分析成为可能，所以又被称为深度测序（deep sequencing）。

高通量测序平台的代表是 Roche 公司的 454 测序仪（2005），ABI 的 SOLiD 测序仪（2007）和 Illumina 公司的 Solexa 基因组分析仪（2008）。Roche 公司的 454 测序仪基于焦磷酸测序原理，在 DNA 聚合酶、ATP 硫酸化酶、荧光素酶和双磷酸酶的协同作用下，将引物上每一个 dNTP 的聚合与一次荧光信号释放偶联起来，通过检测荧光信号释放的有无和强度，就可以实时测定 DNA 序列。ABI 的 SOLiD 测序仪基于双碱基编码的原理，通过寡核苷酸连接和检测进行测序，以四色荧光标记寡核苷酸的连续连接合成为基础，对单拷贝 DNA 片段进行大规模扩增和高通量并行测序，且 SOLiD 系统通过荧光染料标记不同的荧光基团，从而达到检测序列的目的。Illumina 公司的 Solexa 基因组分析仪利用单分子阵列在小型芯片上进行桥式 PCR 反应，是对合成测序技术的发展和延伸，由于采用新的可逆阻断技术，现在可以实现每次只合成一个碱基，并标记荧光基团，捕获激发光，读取碱基信息。这三种测序平台各有优缺点，适合不同的领域应用。

高通量测序在基因组学、转录组学、表观基因组学研究中的应用主要包括：全基因组从头测序、全基因组重测序、转录组测序、Small RNA 测序、DNA 甲基化高通量测序和染色质免疫共沉淀测序（ChIP－Seq）。

与基因芯片相比较，基因芯片的缺点在于它是一个"封闭系统"，只能检测人们已知序列的特征（或有限的变异）。而深度测序的强项，就在于它是一个"开放系统"，它的发现能力和寻找新的信息的能力，从本质上高于芯片技术。研究者可以充分享受这两个平台的比较优势，在获取新信息的基础上，利用芯片的强项，即对已知信息的高通量、低成本（相对）的检测能力，对大量样品进行快速检测，短时间内获得有大量有效的数据。

基于 Illumina 高通量测序平台的转录组测序技术能够在单核苷酸水平对整体转录活动进行检测，在分析转录本的结构和表达水平的同时，还能发现未知转录本和稀有转录本，精确地识别可变剪切位点以及 cSNP（编码序列单核苷酸多态性）。与以往的基因芯片技术相比，RNA - seq 无需设计探针，能在全基因组范围内以单碱基分辨率检测和量化转录片段，并能应用于基因组图谱尚未完成的物种，可以得到用基因芯片难以得到的转录可变剪接序列，且对低表达基因的检测更加准确，具有信噪比高、分辨率高、应用范围广等优势，正成为研究基因表达和转录组的重要实验手段。

我们采用第二代高通量测序平台 Illumina Hiseq2000 对氟中毒小鼠睾丸进行 RNA - seq。经过 Bowtie 软件、RSeQC 软件包和 Cufflinks 程序分析数据，得到睾丸 35561 个转录本，与对照组相比，睾丸的差异表达基因为242 个。得到表达差异的基因之后，使用 Ingenuity Pathway 软件进行差异表达基因通路的构建。睾丸的差异表达基因涉及小鼠机体中 102 条通路，其中 5 条通路具有显著性差异，分别为 5′磷酸吡多胺补体通路、上皮细胞附着连接通路、紫外线诱导的 MAPK 信号通路、甘氨酸代谢途径以及嘧啶补体途径。结合测序和分析结果，我们推测氟对小鼠睾丸造成的损伤有可能主要表现在三个方面，一是氧化应激与细胞凋亡；二是睾丸的免疫功能；三是氟可能对睾丸支持细胞的结构和功能有一定的影响。

小鼠睾丸组织共有 877 个 miRNA 表达，其中氟中毒组表达显著的共22 个 miRNA（17 个表达上调，5 个表达下调）。对这 22 个 miRNA 的靶基因进行预测，得到 5937 个具有不同功能的靶基因。GO 功能分类和通路分析显示：① 分子功能：主要是对分子物质间结合功能的影响，包括蛋白结合、金属离子（锌离子、钙离子）结合、特定的 DNA 序列结合、DNA复制起点结合、磷酸盐结合、蛋白酶结合以及生长因子受体结合等；② 生物学进程：氟对核酸（RNA 和 DNA）转录调节以及 mRNA 稳定性调节过程的影响最为突出；③ 细胞学组件：首先体现在细胞核上，其次为细胞浆、突触、转录因子复合物，同时与细胞膜结构与功能密切相关的膜蛋白、核糖体、脂类等物质与组成成分也在其中；④ 代谢通路：与信号转导、氨基酸磷酸化、细胞免疫、氧化应激（MAPK signaling pathway）、细胞凋亡与增值（Wnt signaling pathway）、电子传递、糖酵解以及紧密连接等代谢通路相关。为进一步深入研究氟的生殖毒性提供了参考和依据。

毒理学是研究外源化学物质与生物有机体相互作用的一门学科。由于生物有机体在环境中受到多种外源化学物的作用，生物有机体对外源化学物的应答和处理是一个非常复杂和多样过程，需要通过基因组学、转录组学、蛋白质组学、代谢组学等研究从整体到细胞分子水平来揭示毒物的作用机制。也需要毒物信息学和计算毒理学进行数据分析、开采和挖掘，建立评价模型和预测模型。但生物体是一个复杂系统，从传统毒理学到毒理基因组学的发展，是由宏观到微观的一个过程；然而，我们还需要再从微观中出来，把基因和蛋白水平的表达变化与各种代谢途径、调控途径的改变整合起来才能更加全面、系统地阐明复杂毒物的作用机制以及生物有机体的毒性反应。因此，毒理学今后的一个必然发展趋势是向系统毒理学（systems toxicology）发展，由目前主要为单一毒物对特定生物系统的基因蛋白表达变化的研究，向多种毒物以及更大的生态系统与真实环境之间相互作用发展。

目前，氟的生殖毒性研究已细化至睾丸中生精细胞、支持细胞、间质细胞的培养，以及精子的体内体外研究，借此找到氟雄性生殖毒性的靶细胞。同时，应用各种组学技术，如基因组学、蛋白组学及生物信息学深入分析氟的生殖毒性分子机理，为定位靶分子提供了强有力的保证。我们相信对氟生殖毒性持续不断的深入研究，必将帮助人类揭开氟与生殖关系的神秘面纱。

参 考 文 献

Bellgrau D, Gold D, Selawry H, et al. A role for CD95 ligand in preventing graft rejection [J]. Nature 1995, 377: 630 – 632.

Cameron DF, Whittington K, Schultz RE, et al. Successful islet/abdominal testis transplantation does not require Leydig cells [J]. Transplantation 1990, 50: 649 – 653.

Chinoy NJ, Mehta D, Jhala DD. Effects of fluoride ingestion with protein deficient or protein enriched diets on sperm function of mice [J]. Fluoride 2006, 39 (1): 11 – 16.

Chinoy NJ, Narayana MV. In vitro toxicity in human spermatozoa [J]. Reprod Toxicol 1994, 8 (2): 155 – 159.

Darmani H, Al – Hiyasat AS, Elbetieha AM. Effects of sodium fluoride in drinking water on fertility in female mice [J]. Fluoride 2001, 34 (4): 242 – 249.

Doull J, Boekelheide K, Farishian BG, et al. Fluoride in Drinking Water: A Scientific Review of EPA's Standards [M]. Washington: National Academies. 2006.

Doyle TJ, Kaur G, Putrevu SM, et al. Immunoprotective properties of primary Sertoli cells in mice: potential functional pathways that confer immune privilege [J]. Biol Reprod

2012, 86: 1 – 14.

Elbetieha A, Darmani H, Al – Hiyasat AS. Fertility effects of sodium fluoride in male mice [J]. Fluoride 2000, 33 (3): 128 – 134.

Elmore S. Apoptosis: a review of programmed cell death [J]. Toxicol Pathol 2007, 35 (4): 495 – 516.

Fijak M, Meinhardt A. The testis in immune privilege [J]. Immunol Rev 2006, 213: 66 – 81.

Freni SC. Exposure to high fluoride concentrations in drinking water is associated with decreased birth rates [J]. J Toxicol Environ Health 1994, 42 (1): 109 – 121.

Ghosh D, Das Sarkar S, Maiti R, et al. Testicular toxicity in sodium fluoride treated rats: association with oxidative stress [J]. Reprod Toxicol 2002, 16 (4): 385 – 390.

Green DR, Ferguson TA. The role of Fas ligand in immune privilege [J]. Nat Rev Mol Cell Biol 2001, 2: 917 – 924.

Griffith TS, Brunner T, Fletcher SM, et al. Fas ligand – induced apoptosis as a mechanism of immune privilege [J]. Science 1995, 270: 1189 – 1192.

Huang C, Niu RY, Wang JD. Toxic effects of sodium fluoride on reproductive function in male mice [J]. Fluoride 2007, 40 (3): 162 – 168.

Huang C, Yang HB, Niu RY, et al. Effects of sodium fluoride on androgen receptor expression in male mice [J]. Fluoride 2008, 41 (1): 10 – 17.

Huo M, Han H, Sun Z, et al. Role of IL – 17 pathways in immune privilege: a RNA deep sequencing analysis of the mice testis exposure to fluoride [J]. Sci Rep 2016, 6: 32173.

Inkielewicz I, Krechniak J. Fluoride content in soft tissues and urine of rats exposed to sodium fluoride in drinking water [J]. Fluoride 2003, 36 (4): 263 – 266.

Jacobson MD, Weil JM, Raf MC. Programmed cell death in animal development [J]. Cell 1997, 88 (3): 347 – 354.

Kaur G, Mital P, Dufour JM. Testisimmune privilege – assumptions versus facts [J]. Anim Reprod 2013, 10: 3 – 15.

Kour K, Singh J. Histological findings of mice testes following fluoride ingestio [J]. Fluoride 1980, 13 (4): 160 – 162.

Long H, Jin Y, Lin M, et al. Fluoride toxicity in the male reproductive system [J]. Fluoride 2009, 42: 260 – 276.

Meng J, Greenlee AR, Taub CJ, et al. Sertoli cell – specific deletion of the androgen receptor compromises testicular immune privilege in mice [J]. Biol Reprod 2011, 85: 254 – 260.

Ortiz – Pérez D, Rodríguez – Martínez M, Martínez F, et al. Fluoride – induced disruption of reproductive hormones in men [J]. Environ Res 2003, 93: 20 – 30.

Pushpalatha T, Srinivas M, Sreenivasula Reddy P. Exposure to high fluoride concentration in drinking water will affect spermatogenesis and steroidogenesis in male albino rats [J]. Biometals 2005, 18 (3): 207 – 212.

Schoff PK, Lardy HA. Effects of fluoride and caffeine on the metabolism and motility of ejaculated bovine spermatozoa [J]. Biol Reprod 1987, 37 (4): 1037 – 1046.

Schulz JA, Lamb AR. The effect of fluorine as sodium fluoride on the growth and reproduction of albino rats [J]. Science 1925, 61: 93 – 94.

Spittle B. Fluoride and fertility [editorial] [J]. Fluoride 2008, 41 (2): 98 – 100.

Spittle B. Halting the inertia of indifference: fluoride and fertility revisited [editorial] [J]. Fluoride 2009, 42 (3): 159 – 161.

Su K, Sun Z, Niu R, Lei Y, Cheng J, Wang J. Cell cycle arrest and gene expression profiling of testis in mice exposed to fluoride [J]. Environ Toxicol 2016 14 NOV, DOI: 10.1002/tox. 22377.

Sun Z, Liu C, Li S, Yu Y, Niu R, Wang J. iTRAQ – based proteomic analysis of testis from mice exposed to fluoride [J]. Fluoride 2016 accepted.

Sun Z, Nie Q, Zhang L, Niu R, Wang J, Wang S. Fluoride reduced the immune privileged function of mouse Sertoli cells via the regulation of Fas/FasL system [J]. Chemosphere 2017, 168: 318 – 325.

Susheela AK, Kumar A. A study of the effect of high concentrations of fluoride on the reproductive organs of male rabbits, using light and scanning electron microscopy [J]. J Reprod Fertil 1991, 92 (2): 353 – 360.

Wan SX, Zhang JH, Wang JD. Effects of high fluoride on sperm quality and testicular histology in male rats [J]. Fluoride 2006, 39 (1): 17 – 21.

Wan SX, Zhang JH, Wang JD. Fluoride – induced changes in the expression of epidermal growth factor and its receptor in testicular tissues of young male rats [J]. Fluoride 2006, 39 (2): 121 – 125.

Wang JL, Zhang YM, Zhang HJ, et al. Toxic effects of fluoride on reproductive ability in male rats: sperm motility, oxidative stress, cell cycle, and testicular apoptosis [J]. Fluoride 2009, 42 (3): 174 – 178.

Wei R, Luo G, Sun Z, et al. Chronic fluoride exposure – induced testicular toxicity is associated with inflammatory response in mice [J]. Chemosphere 2016; 153: 419 – 425.

Yang Y, Huang H, Ba Y, et al. Effect of oxidative stress on fluoride – induced apoptosis in primary cultured Sertoli cells of rats [J]. Int J Environ Health Res 2015, 25: 1 – 9.

Yin ZZ, Xie L, Zeng MH, et al. Sertoli cells induce xenolymphocyte apoptosis in vitro [J]. Transplant Proc 2006, 38: 3309 – 3311.

Zakrzewska H, Udała J, Błaszczykb B. In vitro influence of sodium fluoride on ram semen quality and enzyme activities [J]. Fluoride 2002, 35 (3): 153 – 160.

Zhang J, Li Z, Qie M, et al. Sodium fluoride and sulfur dioxide affected male reproduction by disturbing blood – testis barrier in mice [J]. Food Chem Toxicol 2016, 94: 103 – 111.

Zhang JH, Liang C, Ma JJ, et al. Effects of sodium fluoride and sulfur dioxide on sperm motility and serum testosterone in male rats [J]. Fluoride 2006, 39 (2): 126 – 131.

Zhang JH, Liang C, Ma JJ, et al. Effects of sodium fluoride and sulfur dioxide on oxidative stress and antioxidant defenses in rat testes [J]. Fluoride 2006, 39 (3): 185 – 190.

Zhang S, Jiang C, Liu H, et al. Fluoride – elicited developmental testicular toxicity in rats: roles of endoplasmic reticulum stress and inflammatory response [J]. Toxicol Appl Pharmacol 2013, 271 (2): 206 – 215.

Zhao S, Zhu W, Xue S, et al. Testicular defense systems: immune privilege and innate immunity. Cell Mol Immunol 2014, 11: 428 – 437.

陈艳. 氟对小鼠睾丸组织中 CREM 和 ACT 表达的影响 [D]. 山西农业大学硕士学位论文, 2009.

崔留欣, 姜春霞, 程学敏. 氟致大鼠生精细胞凋亡的研究 [J]. 中国地方病学杂志, 2005, 24 (1): 25 – 27.

崔留欣, 姜春霞, 程学敏. 生精细胞凋亡在氟致雄性大鼠生殖损害中作用 [J]. 中国公共卫生, 2004, 20 (10): 1217 – 1218.

崔留欣, 姜春霞, 王锡林, 等. 氟致雄性大鼠生殖功能损害的实验室研究 [J]. 中国地方病学杂志, 2003, 22 (3): 195 – 197.

董春光. 氟铝及其联合对豚鼠睾丸中 StAR 和 P450sc 表达的影响 [D]. 山西农业大学硕士学位论文, 2009.

黄崇. 氟对雄性成年小鼠的生殖毒性作用及其机制研究 [D]. 山西农业大学硕士学位论文, 2006.

李志慧. 氟与 SO$_2$ 联合对雄性小鼠血睾屏障的影响 [D]. 山西农业大学硕士学位论文, 2015.

林坤群, 贺鑫晋, 刘辰光, 等. 氟暴露小鼠睾丸形态计量学研究 [J]. 中国兽医杂志, 2016, 52 (6): 102 – 103.

刘海涛. 氟铅联合对雄性小鼠生殖功能的影响研究 [D]. 山西农业大学硕士学位论文, 2007.

刘鸿德，李晓玲，王新中，等. 高氟地区男性不育症调查分析 [J]. 苏州医学院学报，1988，8（4）：297.

聂庆丽. 氟对睾丸支持细胞与淋巴细胞共培养中 FasL 诱导淋巴细胞凋亡的影响 [D]. 山西农业大学硕士学位论文，2015.

宋可钦，袁淑德，刘伟. 慢性氟中毒大鼠睾丸和前列腺的超微结构 [J]. 中国医科大学学报，1990，19（5）：339 – 342.

苏凯. 氟致小鼠睾丸损伤的分子机理研究 [D]. 山西农业大学硕士学位论文，2011.

孙子龙，牛瑞燕，王俊东. 氟对雄性小鼠生长发育及性腺中氟含量的影响 [J]. 中国畜牧兽医，2012，39（3）：227 – 229.

孙子龙. 氟致小鼠精子损伤的分子机理研究 [D]. 山西农业大学博士学位论文，2010.

童建孙，孙建伟. 生精细胞的凋亡 [J]. 国外医学计划生育分册 1996，15（1）：11 – 13.

万双秀. 氟对雄性大鼠生殖毒性的研究 [D]. 山西农业大学硕士学位论文，2005.

王彬. MAPKs 信号转导通路在氟致小鼠睾丸细胞凋亡中的作用机制研究 [D]. 山西农业大学硕士学位论文，2011.

王俊东，著. 氟中毒研究 [M]. 北京：中国农业出版社. 2007.

魏瑞芬. 氟对小鼠睾丸免疫毒性的研究及精子双向电泳图谱的构建 [D]. 山西农业大学硕士学位论文，2014.

徐蕊，尚卫超，刘建民，等. 氟对体外大鼠睾丸支持细胞雄激素结合蛋白和抑制素 B mRNA 表达的影响 [J]. 卫生研究，2010，5：615 – 617.

张建海. 氟与 SO_2 联合对雄性生殖功能的影响及其机制研究 [D]. 山西农业大学博士学位论文，2007.

张健，高福禄. 生精细胞凋亡及其调控 [J]. 解剖科学进展，1999，5（2）：133 – 137.

张连杰. 氟对睾丸支持细胞免疫豁免功能的影响及其机制研究 [D]. 山西农业大学硕士学位论文，2015.

张筱文，张珂，许飞华. 氟对雄性大鼠睾丸细胞周期及细胞凋亡的影响 [J]. 中华地方病学杂志，2014，33（3）：272 – 274.

赵君. 氟对大鼠睾丸组织中 HSP27，70，90 及 HSF 表达的影响 [D]. 山西农业大学硕士学位论文，2010.

甄炯，陈荣安，章孟本，等. 氟化钠对雄性大鼠生殖系统影响的实验研究 [J]. 工业卫生与职业病，1993，19（4）：202 – 204.

第三章 氟对附睾的毒性作用

本章摘要：哺乳动物的附睾为精子的成熟提供了特殊的微环境，是精子成熟、保护、运输和贮存的部位，在生殖过程中起着重要作用。氟能够突破血睾屏障和血－附睾屏障，进而对睾丸的生精功能、支持细胞及精子产生毒副作用。在这一过程中，附睾的结构和功能也受到氟的侵害。本章从氟对附睾的形态结构、抗氧化能力、紧密连接和蛋白质组的影响探讨氟的生殖毒性。

第一节 氟对附睾形态结构的影响

睾丸是动物精子发生的场所，附睾是精子成熟、获得受精能力、储存和保护精子的重要器官。哺乳动物睾丸中产生的精子在离开睾丸时尚不具备运动和使卵子受精的能力。其在附睾运行过程中经一系列的修饰，即附睾精子成熟，才具备完全的功能。附睾是连接睾丸和输精管高度卷曲的管道，其上皮细胞合成与分泌的蛋白质直接参与附睾管腔内精子质膜的修饰，并维持管腔微环境。附睾管上皮是由多种细胞组成的，包括主细胞、亮细胞、基底细胞和晕细胞等。附睾中的精子都位于管腔内，对上皮的依赖性较睾丸中的生精细胞要小。

Chinoy 和 Sequeira（1989）通过灌胃让小鼠暴露于 10 和 20mg/kg NaF 30d，结果观察到附睾头上皮细胞的核固缩以及管腔中精子的缺乏，而附睾尾上皮细胞厚度的减少、核固缩、细胞脱落、精子的缺少表现得更加明显。Kumar 和 Susheela（1995）曾报道通过饮水摄 NaF10mg/kg/d 的家兔，在经历 23 个月的氟暴露后，附睾头和附睾尾导管的直径显著增加（$P < 0.001$）。本课题组的实验结果显示小鼠附睾上皮细胞有核分裂及细胞脱落的现象，但厚度显著的增加（图 3－1 和图 3－2），这可能是氟中毒动物附睾组织的一种自我保护机制。

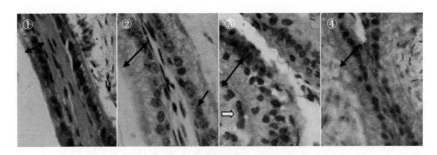

图 3 – 1　氟中毒小鼠附睾形态结构（HE 染色）

① 对照组；② 25mg/L NaF；③ 50mg/L NaF；④ 100mg/L NaF

双向箭头：附睾管壁；黑色箭头：核分裂；白色箭头：细胞脱落

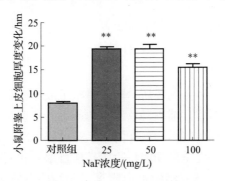

图 3 – 2　氟中毒小鼠附睾上皮细胞厚度的变化

注：** 表示 $P < 0.01$，与对照组相比

第二节　氟对附睾抗氧化能力的影响

　　附睾在不同区段能够分泌和重吸收多种物质，而这些物质帮助精子获得运动、识别卵子和受精等能力，即精子成熟。附睾旺盛的生理代谢必然伴随着自由基的产生，如未能得到及时清除而过多积累，就会造成氧化损伤，即氧化应激。在附睾中，自由基可以直接氧化损伤精子质膜，降低了精子的运动性以及精卵融合能力，并破坏精子 DNA 的完整性，引起遗传缺陷，最终导致男性不育。

　　氧化应激发生的本质是机体内自由基产生系统和自由基清除系统失衡。通常自由基被定义为一个氧分子在其原子或者分子轨道上含有一个或者更多个未配对的电子。生物体内自由基由 ROS 和 RNS 两部分构成，他们都是细胞正常代谢的产物。ROS 的主要形式是含有一个未配对电子的氧分子（O_2）的超氧阴离子自由基（O_2^-），此外还包括羟基自由基（OH^-）、过氧基（ROO^-）和过氧化氢（H_2O_2）。由氮衍生的自由基组成 RNS，包括氧化亚氮（NO^-）、二氧化氮（NO_2^-）和过氧亚硝酸盐（$ONOO^-$）。体内自由基生成过程相互关联，如加氧酶催化 O_2 转变为 O_2^-；O_2^- 在 SOD 催化下生成 H_2O_2；O_2^- 和 H_2O_2 与过渡金属铁可以发生 Fenton 或 Haber – Weiss 反应生成 OH^- 和 O_2；而且 O_2^- 也可以与 NO^- 反应生成 $ONOO^-$。

在正常生理条件下，附睾环境中的自由基主要有以下三个方面：① 附睾组织自身；② 精子；③ 附睾管腔中的白细胞。自由基来源于细胞代谢，氧化磷酸化是细胞能量代谢的基础，最终通过一系列的氧化还原反应生成能量。由于电子得失是氧化还原反应的本质，所以在复杂的电子传递和有机化合物共价键断裂、生成过程中，含有未配对电子的自由基产生成为必然。例如，O_2 完全还原为 H_2O 需要 4 个电子，如果未能得到足够的电子，则形成 O_2^-。因此附睾组织细胞内的还原型小分子物质，如氢醌、儿茶酚胺、巯基、黄素、四氢叶酸以及单糖在氧化过程中都可以产生自由基。细胞质中的加氧酶例如黄嘌呤加氧酶、黄素蛋白脱氢酶也能够产生 O_2^-，然后衍生为 H_2O_2 和 OH^-。线粒体是能量发生的主要场所，同时也是自由基产生的主要来源。

自由基在附睾中广泛存在，对于维持附睾生理活动也是必须的。少量自由基对于细胞信号转导、精子成熟、获能和受精具有重要意义，但是自由基产生过多会造成氧化应激，不仅可氧化损伤辅助精子成熟的附睾分泌蛋白质，而且氧化附睾中精子质膜的不饱和脂肪酸，影响质膜流动性，并且损伤精子 DNA 完整性，造成遗传缺陷，因而氧化应激的发生严重影响精子在附睾中的成熟，所以维持附睾自由基产生系统和自由基清除系统的平衡至关重要，可为精子的成熟提供最适宜的微环境。这些抗氧化物质包括：具有酶活力的 SOD、CAT、GSH – Px、吲哚胺双加氧酶（IDO）和非酶类的还原性谷胱甘肽（GSH）、硫氧还蛋白（Trx）、维生素 C、维生素 E、β – 胡萝卜素和硒等。

本课题组研究结果显示 25、50 和 100mg/L NaF 饮水摄入 60d 后，由图 3 – 3 可知，随着氟浓度的增加，与对照组相比，染氟组小鼠附睾中

ROS 和丙二醛（MDA）含量逐渐升高，且 100mg/L 氟组 MDA 显著高于对照组。在生物体内，自由基作用于脂质发生过氧化反应，氧化终产物为 MDA，其会引起蛋白质、核酸等生命大分子的交联聚合，且具有细胞毒性。

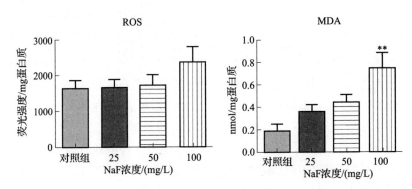

图 3－3　氟中毒对小鼠附睾中 ROS 和 MDA 的影响

注：** 代表 $P < 0.01$，与对照组相比

图 3－4 显示，与对照组相比，氟组 T－AOC 呈下降趋势，且在 100mg/L 氟组差异显著，其他抗氧化酶 SOD、CAT、GSH－Px、GR、GST 活力随染氟剂量增加逐渐降低。

除了本课题组的研究结果，华中科技大学同济医学院的杨克敌等（2002）报道了硒对氟致雄性大鼠生殖损害的拮抗作用，通过给雄性大鼠饮用含 NaF（150mg/L）及同时分别加入不同浓度 Na_2SeO_3（0.5、2 和 4mg/L）的饮水共 8 周，结果显示氟暴露大鼠血液和尿液氟浓度明显升高、血清和睾丸微量元素含量异常、睾丸和附睾组织脂质过氧化物（LPO）含量增加、GSH－Px 和 ATP 酶活力显著降低。

氟对谷胱甘肽抗氧化系统的损伤较为突出，这在本课题组前期对氟的睾丸毒性研究中也有体现，其中的原因何在？GSH－Px 家族蛋白基本功能是清除多余自由基，GSH－Px 活力能够有效防止精子质膜过氧化发生。研究表明，如果 GSH－Px 活力受到抑制或者还原型谷胱甘肽数量不足均可引起脂质过氧化增多，而在 CAT 存在条件下，GSH－Px 抗氧化能力显著增强。当 CAT 表达水平低，GSH－Px 成为主要防止精子以及附睾免受 H_2O_2 介导的氧化损伤。精子质膜含有丰富的不饱和脂肪酸，因而成为自由基攻击的靶标。为了避免精子质膜受到自由基损伤，附睾中精子被大量 GSH－Px 包围。

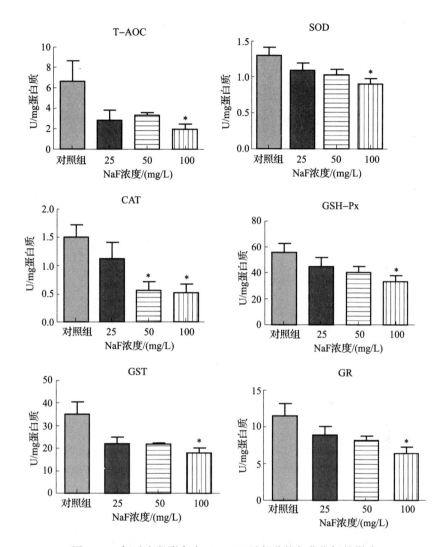

图 3 - 4　氟对小鼠附睾中 T - AOC 及部分抗氧化指标的影响

注：＊代表 $P < 0.05$，与对照组相比

附睾上皮表达 GSH - Px 有 4 种，分别是 GSH - Px1，GSH - Px3，GSH - Px4，GSH - Px5，其中只有非硒依赖 GPx5 是附睾特异表达并分泌到附睾管腔，直接参与附睾微环境中氧化应激调控，同时 GPx5 占附睾头部 GSH - Px 家族蛋白 mRNA 表达量 90% 以上。精子在附睾中发育成熟，

对附睾微环境中的 ROS 浓度有严格要求，GPx5 在精子成熟过程中调节附睾 ROS 浓度水平，促进精子发育成熟，既保护精子免受氧化应激的影响，维持精子的完整性，避免精子因遗传信息丢失而造成不孕不育，又可促进精子继续发育成熟，为以后精子获能做准备。

附睾具有完整的抗氧化策略，涉及多种酶类和非酶类抗氧化物质，这些抗氧化物质相互协调，互为补充，保持附睾还原态水平，氟对附睾中自由基与抗氧化系统平衡的破坏增加了氧化损伤的程度，这些抗氧化物质可作为氟中毒治疗的潜在靶标。

第三节　氟对附睾紧密连接的影响

附睾上皮细胞通过主细胞间的紧密连结，筑起一道血 – 附睾屏障。血 – 附睾屏障紧密连结的构成，依赖于预先的黏附连接的作用与形成（如一系列的钙依赖的黏结分子、钙黏着蛋白 Cadherin 和连环蛋白 Catenin 的作用）。附睾的血 – 附睾屏障为附睾腔内环境的建立，防止精子自身抗原和免疫系统之间的相互作用，起了"防火墙"似的屏障保证作用。

本课题组虽然未直接检测附睾的紧密连接状态，但通过荧光定量 PCR 技术检测了 25mg/L、50mg/L、100mg/L NaF 暴露 60d 后，附睾中紧密连接蛋白 *Claudin – 2* 和 *ZO – 1*mRNA 表达量的变化，结果如图 3 – 5 所示，氟可导致这两个基因 mRNA 表达的显著降低，预示着氟可能通过紧密连接蛋白的破坏影响了血 – 附睾屏障。

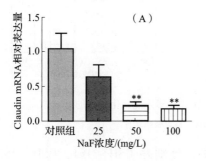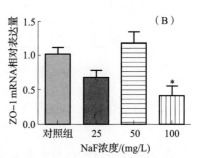

图 3 – 5　氟中毒对小鼠附睾紧密连接相关基因
Claudin – 2 （A） 和 ZO – 1 （B） mRNA 表达的影响
注：** 表示 $P < 0.01$，* 表示 $P < 0.05$，与对照组相比

　　附睾的免疫屏障是保卫血－附睾屏障不受病原体入侵的"卫士"，是由附睾上皮中的巨噬细胞和 T 淋巴细胞组成，分布于整个附睾，起保护附睾上皮组织和睾丸腔内精子不受病原体感染的防卫作用。既然血－附睾屏障遭到破坏，氟可能也影响了附睾的免疫屏障。相对比睾丸较强的免疫豁免能力而言，附睾比睾丸易发生免疫反应，附睾内的精子比睾丸中的生精细胞更容易被免疫系统损伤，而且离睾丸越远的附睾区域，产生的炎症反应及其对生殖的影响越大。前期已有实验证实氟可破坏睾丸的免疫豁免功能，并引发炎症反应，是否氟可影响附睾内免疫屏障和炎症反应，还有待于进一步的研究。

第四节　氟暴露动物附睾的 ITRAQ 分析

　　精子从睾丸中产生后，并不具备受精能力并且缺乏运动性，它需要经过一根高度盘绕折叠的狭长的附睾管逐渐成熟。通常将附睾分成头（caput）、体（corpus）和尾（cauda）三部分，头部和体部主要负责精子的成熟，而尾部则行使贮存精子的功能。附睾基因表达呈现出高度的区域性。附睾头部已被证明是蛋白合成和分泌非常活跃的区域，因此许多基因只在或主要在附睾头部表达，也有一些表达在附睾体部和附睾尾部。基因的这种独特的区域表达特征，创造了一个不断变化的附睾管腔微环境，使精子在通过附睾管时发生了一系列程序化的成熟变化。哺乳动物精子成熟是通过与附睾管腔微环境相互作用而实现的，精子通过在附睾内转运过程中与附睾蛋白相互作用获得运动和精卵识别结合能力。

　　蛋白质作为生命活动中多项功能的执行体，能直接反映基因给予的信息，其表达谱比基因表达谱更能直接反映生物体的功能机制，目前已成为新的研究热点。蛋白质组学概念的提出，为蛋白质研究提供了全新的思路。由于双向电泳本身的缺陷，很难分离分子量太大或太小的蛋白，高等电点（比如 $pI > 10$）的蛋白以及低丰度蛋白。而研究发现一些附睾特异表达的蛋白质分子质量很小（如 β － 抗菌肽），或等电点很高（如丝氨酸蛋白酶抑制剂家族），或丰度很低（如 lipocalin 家族）。之后有学者提出定量蛋白质组学的概念，定量蛋白质组学就是把一个基因组表达的全部蛋白质或一个复杂的混合体系中所有的蛋白质进行精确的定量和鉴定。

　　因此，本课题组应用 iTRAQ 技术对氟中毒小鼠附睾的蛋白组学变化进行了研究。我们选取暴露于 25mg/L NaF 和 100mg/L NaF 60d 的小鼠作为研究对象，摘取附睾，进行 iTRAQ 分析，依据蛋白质丰度水平，当差异倍数达到 1.2 倍以上，且经统计检验其 P 值小于 0.05 时，视为差异蛋白。结果如表 3-1 所示，25mg/L NaF 组中共有 511 个差异表达蛋白，100mg/L NaF 组中共有 361 个差异表达蛋白，共同变化的蛋白有 211 个，详见表 3-2。

表 3-1　25mg/L 和 100mg/L 氟暴露小鼠附睾中差异蛋白统计

组别	上调蛋白	下调蛋白	总的差异表达蛋白
25mg/L vs. 对照组	380	254	634
100mg/L vs. 对照组	300	226	526

表 3-2　25mg/L 和 100mg/L 氟暴露小鼠睾丸中差异蛋白

登录号	蛋白名称	对应基因名称	特有肽段序列数量	覆盖度/%	变化倍数 25mg/L vs. 对照组	100mg/L vs. 对照组
A2AJY2	Collagen alpha-1（XV）chain α-1 胶原蛋白	Col15a1	7	6.7	0.786	0.632
Q9DCV7	Keratin, type Ⅱ cytoskeletal 7 角蛋白，Ⅱ型细胞骨架 7	Krt7	11	33	0.807	0.721
Q3UW06	Putative uncharacterized protein 未知蛋白	C4bp	7	19.2	1.541	1.535
Q9D4P7	Glutathione S-transferase theta-4　theta-4 谷胱甘肽 S 转移酶	Gstt4	3	17.5	1.751	1.736
Q3TA44	Putative uncharacterized protein　未知蛋白	Lipg	2	6.2	1.424	1.277
O70169	Inactive serine protease 39 无活性的丝氨酸蛋白酶 39	Prss39	5	14.4	1.365	1.271
D3YTY9	Kininogen-1　激肽原-1	Kng1	5	13.1	1.362	1.269
Q810Q5	Normal mucosa of esophagus-specific gene 1 protein　正常的食管黏膜特异性基因 1 蛋白	Nmes1	4	48.2	1.404	1.613

续表

登录号	蛋白名称	对应基因名称	特有肽段序列数量	覆盖度/%	变化倍数	
					25mg/L vs. 对照组	100mg/L vs. 对照组
Q5F201	WD repeat – containing protein 16　含 WD repeat 的蛋白 16	Wdr16	9	18.1	1.364	1.455
Q3U3I1	Putative uncharacterized protein　未知蛋白	Car4	5	18.7	2.713	2.233
O70152	Dolichol – phosphate mannosyltransferase subunit 1　磷酸多萜醇甘露糖转移酶亚基 1	Dpm1	8	41.9	0.822	0.831
Q6ZQ84	MKIAA0617 protein（Fragment）　MKIAA0617 蛋白	mKIAA0617	18	27.8	1.243	1.268
Q5STT6	Protein FAM71B　FAM71B 蛋白	Fam71b	8	21.4	1.7	1.561
Q569E4	Protein MENT　MENT 蛋白	MENT	3	14	1.782	1.393
D3YXH0	Immunoglobulin superfamily member 5　免疫球蛋白超家族成员 5	Igsf5	2	5.7	1.529	0.61
Q0P557	Mitochondria – eating protein　食线粒体蛋白	Spata18	5	13.4	2.058	1.998
Q6GQT9	Nodal modulator 1　节点调节器 1	Nomo1	18	21.9	0.828	0.831
Q3TWB8	Putative uncharacterized protein　未知蛋白	Tm9sf2	5	10	0.832	0.746
Q3TGS7	Sorting nexin 12，isoform CRA_ b 分拣连接蛋白 12	Snx12	4	26.5	0.754	0.77
C0IQA5	Testis specific expressed protein 3　睾丸特异性表达蛋白 3	Armc12	4	17.6	1.415	1.565
A0A075B5N9	Protein Igkv3 – 7　Igkv3 – 7 蛋白	Igkv3 – 7	1	18	2.205	0.386
Q8BTU4	Putative uncharacterized protein　未知蛋白	Ssb	8	18.1	0.704	0.778

续表

登录号	蛋白名称	对应基因名称	特有肽段序列数量	覆盖度/%	变化倍数	
					25mg/L vs. 对照组	100mg/L vs. 对照组
Q3UMG6	Non – metastatic cells 7, protein expressed in, isoform CRA_c 非转移性细胞7蛋白	Nme7	3	7.6	1.393	1.717
B2RWQ9	Radial spokehead – like 2A 径向辐头样2A	Rsph3a	5	15.9	1.725	1.487
Q5M9L1	60S ribosomal protein L36 60S核糖体蛋白L36	Rpl36	3	21	0.642	0.699
Q8BW75	Amine oxidase〔flavin – containing〕B 胺氧化酶B	Maob	9	28.1	0.797	0.73
A0A087 WR20	Cathepsin H, isoform CRA_ a（Fragment）组织蛋白酶H	Ctsh	3	17.2	0.681	0.708
Q8BVP6	Ly6/PLAUR domain – containingprotein 4 含Ly6/PLAUR结构域蛋白4	Lypd4	3	13.8	1.679	1.71
Q8BTY1	Kynurenine –– oxoglutarate transaminase 1 犬尿氨酸–氧化戊二酸转氨酶1	Ccbl1	7	17.2	0.718	0.699
G3UWD6	Glucose – 6 – phosphate 1 – dehydrogenase 葡萄糖–6–磷酸脱氢酶	G6pd2	8	26.5	1.532	1.392
Q2MH31	Spermatid – specific manchette – related protein 1 精细胞特异的微管轴相关蛋白1	Smrp1	8	37.7	1.782	1.911
A2AED8	Spermatogenesis – associated protein 6 精子发生相关蛋白6	Spata6	3	7.8	1.743	1.951
Q3TWE1	Putative uncharacterized protein 未知蛋白	Lamp2	3	6.5	0.791	0.823
Q3TI34	Glutathione peroxidase 谷胱甘肽过氧化物酶	Gpx4	9	44.7	1.311	1.828

续表

登录号	蛋白名称	对应基因名称	特有肽段序列数量	覆盖度/%	变化倍数	
					25mg/L vs. 对照组	100mg/L vs. 对照组
Q3T992	Putative uncharacterized protein　未知蛋白	Ubqln1	6	25.5	1.281	1.255
Q0QEW9	60S ribosomal protein L18 （Fragment）　60S 核糖体蛋白 L18	Rpl18	2	15.4	0.612	0.685
Q6X6Z7	Tektin – 3　筑丝蛋白 3	Tekt3	8	19.8	1.608	1.946
Q80Y75	DnaJ homolog subfamily B member13　DnaJ 同族体亚科 B 成员 13	Dnajb13	9	42.7	1.469	1.399
Q922G7	Tektin – 2　筑丝蛋白 2	Tekt2	11	37	1.601	1.372
Q91WH3	D – amino acid oxidase 1，isoform CRA_ a　D – 氨基酸氧化酶 1	Dao	1	4.8	1.237	1.264
Q3TVA9	Coiled – coil domain – containing protein 136　含卷曲螺旋结构域蛋白 136	Ccdc136	14	16.1	1.535	1.745
Q8VCI0	Phospholipase B – like　1 类磷脂酶 B1	Plbd1	8	20	1.6	1.407
Q9D5H4	Ferritin，mitochondrial　铁蛋白	Ftmt	2	11	1.844	2.389
Q3THJ6	Putative uncharacterized protein　未知蛋白		2	11.7	0.608	0.695
Q9DAJ5	Dynein light chain roadblock – type 2　2 型障碍物动力蛋白轻链	Dynlrb2	3	51	1.588	1.666
Q8BVN8	Axonemal dynein light intermediate polypeptide 1　纤毛轴动力蛋白轻链中间多肽 1	Dnali1	8	40.3	1.462	1.458

续表

登录号	蛋白名称	对应基因名称	特有肽段序列数量	覆盖度/%	变化倍数	
					25mg/L vs. 对照组	100mg/L vs. 对照组
Q8K2Q2	Glutathione S - transferase omega - 2 Ω - 2 谷胱甘肽 S 转移酶	Gsto2	4	17.7	1.749	1.888
Q9D5A0	Sperm equatorial segment protein 1 精子赤道段蛋白 1	Spesp1	8	31.3	1.475	1.401
Q80ZN9	Cytochrome c oxidase subunit 6B2 细胞色素 c 氧化酶亚基 6B2	Cox6b2	4	47.7	1.721	2.033
Q7TMR0	Lysosomal Pro - X carboxypeptidase 溶酶体 Pro - X 羧肽酶	Prcp	6	15.9	1.352	1.929
Q3TN84	Putative uncharacterized protein 未知蛋白	P4ha1	7	17.4	1.483	1.342
Q9D593	V - type proton ATPase subunit E2 V 型质子 ATP 酶亚基 E2	Atp6v1e2	5	20.8	1.641	1.421
Q91XQ0	Dynein heavy chain 8, axonemal 动力蛋白重链 8	Dnah8	54	14.9	1.348	1.335
P62852	40S ribosomal protein S25 40S 核糖体蛋白 S25	Rps25	4	24	0.575	0.819
D3Z125	Tumor protein D52 (Fragment) 肿瘤蛋白 D52	Tpd52	3	21.8	0.65	0.817
B2CKC6	EF - hand domain containing 1 EF - hand 结构域 1	Efhc1	8	13.6	1.708	1.871
Q6PJ18	Tpm2 protein Tpm2 蛋白	Tpm2	2	38	1.467	0.769
G5E8A8	MCG123871	Tekt5	11	23.5	1.509	1.649
Q8VCS3	Glycosaminoglycan xylosylkinase xylosylkinase 黏多糖	Fam20b	6	21.5	0.581	0.811

续表

登录号	蛋白名称	对应基因名称	特有肽段序列数量	覆盖度/%	变化倍数	
					25mg/L vs. 对照组	100mg/L vs. 对照组
E9QJV1	Fibrous sheath CABYR - binding protein　纤维鞘 CABYR 结合蛋白	Fscb	12	17.9	1.67	1.301
Q3TQN1	Protein - tyrosine sulfotransferase 2　酪氨酸磺基转移酶 2	Tpst2	6	18.2	0.566	0.61
C0J8I2	Testis - specific serine/proline - rich protein　睾丸特异性富含丝氨酸/脯氨酸蛋白	St6galnac2	4	13.8	1.734	1.498
Q8C6E9	Putative uncharacterized protein　未知蛋白	Pura	4	27.1	0.812	0.833
Q9CYA0	Cysteine - rich with EGF - like domain protein 2　富含半胱氨酸的类表皮细胞生长因子域蛋白 2	Creld2	6	21.7	0.78	1.248
Q5DTL0	MKIAA4152 protein（Fragment）　MKIAA4152 蛋白	Enpp5	5	13.2	0.716	0.77
F8WIC0	Adenylate kinase 7　腺苷酸激酶 7	Ak7	5	8.7	1.76	1.58
Q9D2H8	Fibronectin type III domain - containing protein 8　含蛋白 8 的 III 型纤连蛋白	Fndc8	3	16.2	1.681	1.876
Q9CR57	60S ribosomal protein L14　60S 核糖体蛋白 L14	Rpl14	2	10.1	0.619	0.735
B7XG49	Golgi - associated Rab2B interactor - like 4　高尔基体 Rab2B 耦合子样 4	Fam71a	4	7.5	1.625	1.493
Q3TBM1	Alpha - mannosidase　α - 甘露糖苷酶	Man2b1	19	26.5	1.269	1.497

续表

登录号	蛋白名称	对应基因名称	特有肽段序列数量	覆盖度/%	变化倍数	
					25mg/L vs. 对照组	100mg/L vs. 对照组
P29788	Vitronectin 玻连蛋白	Vtn	4	9.6	1.307	1.308
Q3T9U9	Putative uncharacterized protein 未知蛋白	Rpl3	4	13.2	0.505	0.688
Q91WN1	DnaJ homolog subfamily C member 9 DnaJ 同族体亚科 C 成员 9	Dnajc9	4	17.4	1.395	1.497
Q6PJA7	Igh protein Igh 蛋白	Igh	4	17.4	1.39	0.538
P61211	ADP – ribosylation factor – like protein 1 ADP 核糖基化因子样蛋白 1	Arl1	7	52.5	0.752	0.798
Q3U9P0	Putative uncharacterized protein 未知蛋白	Rps10	4	23.6	0.721	0.827
Q91YL7	PGAP2 – interacting protein PGAP2 – 互作蛋白	Cwh43	5	9.4	0.594	0.814
Q91YP0	L – 2 – hydroxyglutarate dehydrogenase, mitochondrial L – 2 – 羟戊二酸脱氢酶	L2hgdh	10	26.5	1.518	1.343
E9Q5W2	Protein Spata31d1d Spata31d1d 蛋白	Spata31d1d	4	6.3	2.126	1.882
Q9CQM8	60 Sribosomal protein L21 60S 核糖体蛋白 L21	Rpl21	3	20.6	0.525	0.738
Q7M6Y6	Maestro heat – like repeat – containing protein family member 2B 含 Maestro heat 样蛋白家族成员 2B	Mroh2b	3	2.3	1.84	2.158
Q9DAM4	Citrate synthase 柠檬酸合成酶	Csl	6	34.3	1.575	1.638
H7BX88	Carnitine O – acetyltransferase 肉碱 O – 乙酰转移酶	Crat	12	23.5	1.579	1.556

续表

登录号	蛋白名称	对应基因名称	特有肽段序列数量	覆盖度/%	变化倍数	
					25mg/L vs. 对照组	100mg/L vs. 对照组
O54782	Epididymis – specific alpha – mannosidase　附睾特异性 α – 甘露糖苷酶	Man2b2	13	18.2	1.273	1.416
C4P6S0	Sperm head and tail associated protein　精子头部和尾部相关蛋白	Nsun4	4	7.6	1.751	1.433
Q3UIM5	Putative uncharacterized protein　未知蛋白	Cpt1b	3	4.8	2.598	1.369
P21300	Aldose reductase – related protein 1　醛糖还原酶相关蛋白1	Akr1b7	8	44.6	0.188	0.104
D3YVR2	Cysteine – rich secretory protein 2（Fragment）　富含半胱氨酸的分泌蛋白2	Crisp2	2	16.4	1.312	1.986
Q9D9B7	Proline – rich protein 30　富含脯氨酸的蛋白30	Prr30	3	11.7	1.475	1.27
Q3UA32	Polypeptide N – acetylgalactosaminyltransferase（Fragment）多肽 N – 乙酰半乳糖胺基转移酶	Galnt2	12	29.8	0.745	0.79
Q9D6U7	Putative uncharacterized protein　未知蛋白	Ckm	10	32.8	1.357	0.654
F6XC25	Coiled – coil and C2 domain – containing protein 1B（Fragment）　卷曲螺旋和含 C2 结构域蛋白1B	Cc2d1b	8	14.4	0.78	0.706
P00015	Cytochrome c, testis – specific　睾丸特异性细胞色素 c	Cyct	4	47.6	1.55	1.666
Q8CDK8	Prominin – 1	Prom1	12	18.9	1.358	1.272

续表

登录号	蛋白名称	对应基因名称	特有肽段序列数量	覆盖度/%	变化倍数	
					25mg/L vs. 对照组	100mg/L vs. 对照组
D3Z4E0	L – amino – acid oxidase L –氨基酸氧化酶	Il4i1	9	21.9	1.463	1.442
Q5EBG5	Ribosomal protein L7A 核糖体蛋白 L7A	Rpl7a	5	18	0.604	0.709
Q9JLN9	Serine/threonine – protein kinase mTOR 丝氨酸/苏氨酸蛋白激酶 mTOR	Mtor	18	10.1	0.744	0.823
Q9D485	EF – hand domain – containing family member C2 含 EF – hand 结构域家族成员 C2	Efhc2	10	17.9	1.742	1.793
A6H656	Odf1 protein Odf1 蛋白	Odf1	7	33.9	1.721	1.778
Q8C5W0	Calmin	Clmn	9	12.8	1.25	1.366
Q9D6P8	Calmodulin – like protein 3 钙调蛋白样蛋白 3	Calml3	2	24.8	0.649	0.78
Q8QZY9	Splicing factor 3B subunit 4 剪接因子 3B 亚基 4	Sf3b4	2	8	1.477	2.169
P35486	Pyruvate dehydrogenase E1 component subunit alpha, somatic form, mitochondrial 丙酮酸脱氢酶亚基 α E1 组件	Pdha1	7	20.5	1.243	1.343
E9Q0B6	Protein Dnah6 Dnah6 蛋白	Dnah6	19	6.4	1.454	1.338
Q91VM1	V – crk sarcoma virus CT10 oncogene homolog（Avian）V – crk 肉瘤病毒 CT10 致癌基因同族体	Crk	6	28.9	0.684	0.821
G3UWB9	Heat shock protein beta – 9 热休克蛋白 β – 9	Hspb9	1	7	1.464	1.464
Q3TIF8	40S ribosomal protein S24 40S 核糖体蛋白质 S24	Rps24	3	28.6	0.552	0.654

续表

登录号	蛋白名称	对应基因名称	特有肽段序列数量	覆盖度/%	变化倍数	
					25mg/L vs. 对照组	100mg/L vs. 对照组
Q60675	Laminin subunit alpha – 2　层黏连蛋白亚基 α – 2	Lama2	15	6.7	0.763	0.75
Q8VIJ6	Splicing factor, proline – and glutamine – rich　剪接因子（富含脯氨酸和谷氨酰胺）	Sfpq	8	14.2	0.805	0.832
P50428	Arylsulfatase A　芳香基硫酸酯酶 A	Arsa	5	23.3	1.686	1.493
Q9QY84	Actin – like protein 7A　类肌动蛋白7A	Actl7a	7	25	1.763	1.496
Q8R4N0	Citrate lyase subunit beta – like protein, mitochondrial　柠檬酸裂合酶亚基 β 样蛋白	Clybl	8	30.8	0.756	0.705
P20060	Beta – hexosaminidase subunit beta β　己糖胺酶亚基 β	Hexb	11	18.1	1.269	1.874
Q9WU65	Glycerol kinase 2　甘油激酶2	Gk2	9	33	1.404	1.471
Q9CWF6	Bardet – Biedl syndrome 2 protein homolog　巴比二氏综合征2蛋白同族体	Bbs2	4	7.2	1.412	1.216
Q9D9X9	Pyruvate dehydrogenase E1 component subunit alpha　丙酮酸脱氢酶亚基 α E1 组件	Pdha2	9	26.6	1.491	1.577
Q149S1	Tektin – 4　筑丝蛋白4	Tekt4	10	31.3	1.587	1.456
Q9D9V4	Radial spoke head protein 9 homolog　径向辐头蛋白9同族体	Rsph9	7	33	1.595	1.475
P21279	Guanine nucleotide – binding protein G（q）subunit alpha　鸟苷酸结合蛋白亚基 α	Gnaq	5	32	0.533	0.663

续表

登录号	蛋白名称	对应基因名称	特有肽段序列数量	覆盖度/%	变化倍数	
					25mg/L vs. 对照组	100mg/L vs. 对照组
P52760	Ribonuclease UK114 UK114 核糖核酸酶	Hrsp12	6	71.1	1.394	1.419
P0C6F1	Dynein heavy chain 2, axonemal 动力蛋白重链2	Dnah2	17	5.9	1.489	1.282
Q9ERS2	NADH dehydrogenase [ubiquinone] 1 alpha subcomplex subunit 13 NADH 脱氢酶1α子复体亚基13	Ndufa13	5	32.6	1.291	1.201
Q0P5Y3	Tubulin polymerization – promoting protein family member 2 微管蛋白促聚合蛋白家族成员2	Tppp2	3	21.2	1.464	1.445
Q5NC84	Zona pellucida binding protein 透明带结合蛋白	Zpbp	8	21.3	1.634	1.786
Q922F6	Putative uncharacterized protein (Fragment) 未知蛋白		5	9.2	2.375	1.228
Q3ZB05	Acrosin 精子酵素	Acr	5	19.2	1.723	1.813
P40935	Phenylethanolamine N – methyltransferase 苯乙醇胺N–甲基转移酶	Pnmt	5	20.7	2.101	1.662
B2CSK2	Heat shock protein 1 – like protein 类热休克蛋白1		8	39.8	1.326	1.468
Q9D180	Cilia – and flagella – associated protein 57 纤毛和鞭毛相关蛋白57	Cfap57	9	8.7	1.429	1.468
Q6ZWN5	40S ribosomal protein S9 40S 核糖体蛋白S9	Rps9	7	24.7	0.513	0.633
Q9DCM0	Persulfide dioxygenase ETHE1, mitochondrial 过硫化物加双氧酶ETHE1	Ethe1	5	29.1	0.692	0.74

续表

登录号	蛋白名称	对应基因名称	特有肽段序列数量	覆盖度/%	变化倍数	
					25mg/L vs. 对照组	100mg/L vs. 对照组
K3W4R0	Dynein heavy chain 17, axonemal　动力蛋白重链17	Dnah17	12	13.4	1.319	1.443
Q9D9J7	Izumo sperm – egg fusion protein 1　Izumo 精卵融合蛋白1	Izumo1	5	13.4	2.275	1.752
Q8CG76	Aflatoxin B1 aldehyde reductase member 2　黄曲霉毒素B1醛还原酶成员2	Akr7a2	6	24	0.724	0.759
Q3THA6	MCG17902, isoform CRA_ a	Srsf7	3	16	0.723	0.804
Q9JIL4	Na（+）/H（+）exchange regulatory cofactor NHE – RF3　Na（+）/H（+）交换调节辅因子 NHE – RF3	Pdzk1	16	34.3	0.668	0.704
Q8C0M8	Dynein intermediate chain 1, axonemal　动力蛋白中间链1	Dnai1	7	13	1.523	1.366
E9QP56	Apolipoprotein C – III　载脂蛋白 C – III	Apoc3	2	19.7	2.86	1.678
Q8BND5	Sulfhydryl oxidase 1　巯基氧化酶1	Qsox1	12	19.3	1.554	1.488
G3X9Y6	Aldo – keto reductase family 1, member C19 Aldo – keto 还原酶家族1成员 C19	Akr1c19	8	39.3	0.644	0.637
Q9D2F7	Nuclear pore membrane glycoprotein 210 – like　类核孔膜糖蛋白210	Nup210l	9	6.6	1.709	1.296
Q6PE15	Mycophenolic acid acyl – glucuronide esterase, mitochondrial　霉酚酸酰基 – 葡糖苷酸酯酶	Abhd10	5	22.2	1.262	1.452

续表

登录号	蛋白名称	对应基因名称	特有肽段序列数量	覆盖度/%	变化倍数	
					25mg/L vs. 对照组	100mg/L vs. 对照组
Q64442	Sorbitol dehydrogenase 山梨醇脱氢酶	Sord	8	38.7	1.563	1.704
Q3U850	Putative uncharacterized protein 未知蛋白	Rpl5	8	26.6	0.697	0.777
Q6NY15	Testis – specific gene 10 protein 睾丸特异性基因10蛋白	Tsga10	10	18.2	1.577	1.411
Q3TF84	Putative uncharacterized protein 未知蛋白	Lrrc59	7	46.8	0.743	0.815
Q4KMM3	Oxidation resistance protein 1 抗氧化蛋白1	Oxr1	10	16.5	0.718	0.8
Q8BTU1	Cilia – and flagella – associated protein 20 纤毛和鞭毛相关蛋白20	Cfap20	5	25.9	1.498	1.521
A2ARV4	Low – density lipoprotein receptor – related protein 2 低密度脂蛋白受体相关蛋白2	Lrp2	10	2.5	1.511	1.575
Q9JKS5	Intracellular hyaluronan – binding protein 4 细胞内透明质酸结合蛋白4	Habp4	1	3.9	1.841	1.437
Q8BG37	MCG48959	Prdx6b	6	56.2	1.36	1.701
Q60662	A – kinase anchor protein 4 激酶A锚定蛋白4	Akap4	10	43.9	1.737	1.754
Q4V9X9	Rpl23a protein (Fragment) Rpl23a蛋白	Rpl23a	2	14.8	0.379	0.703
Q8BVR0	Barrier – to – autointegration factor – like protein 类屏障 – 自整合因子蛋白	Banf2	4	32.2	1.858	1.617

续表

登录号	蛋白名称	对应基因名称	特有肽段序列数量	覆盖度/%	变化倍数	
					25mg/L vs. 对照组	100mg/L vs. 对照组
Q9DAJ2	Tektin-1　筑丝蛋白1	Tekt1	7	22	1.566	1.502
Q3SXH5	Uncharacterized protein　无特征蛋白	9230104 L09Rik	1	21.8	11.482	8.144
Q3TA14	Putative uncharacterized protein　未知蛋白	Cd36	6	16.1	1.367	1.709
D3Z3X9	Serine protease inhibitor Kazal-type 2　Kazal2型丝氨酸蛋白酶抑制剂	Spink2	2	61	1.884	1.779
Q3TNC8	Putative uncharacterized protein　未知蛋白	Ctsl	6	21.6	1.503	1.435
Q9WU63	Heme-binding protein 2　亚铁血红素结合蛋白2	Hebp2	4	25.9	0.688	0.697
Q3UBC6	Putative uncharacterized protein　未知蛋白	Hmbs	6	25	1.281	1.256
Q8CDR2	Radial spoke head protein 6 homolog A　径向辐头蛋白6同族体A	Rsph6a	9	18.9	1.693	2.053
Q9CZU6	Citrate synthase, mitochondrial　柠檬酸合成酶	Cs	5	26.1	1.31	1.229
Q99J77	N-acetylneuraminic acid synthase（Sialic acid synthase）　N-乙酰神经氨糖酸合成酶	Nans	8	31.2	0.772	0.755
S4R234	Probable cation-transporting ATPase 13A4　阳离子转运ATP酶13A4	Atp13a4	3	3.3	2.947	1.972
Q3U6T2	Putative uncharacterized protein　未知蛋白	Naga	4	13	0.722	0.741

续表

登录号	蛋白名称	对应基因名称	特有肽段序列数量	覆盖度/%	变化倍数	
					25mg/L vs. 对照组	100mg/L vs. 对照组
Q99MQ4	Asporin 无孢蛋白	Aspn	6	21.7	0.621	0.723
Q8CDE2	Calicin	Ccin	11	24.3	1.549	1.627
D3Z440	COP9 signalosome complex subunit 7a（Fragment） COP9 信号小体复合物亚基 7a	Cops7a	5	27.8	0.806	0.755
Q3TIF1	Putative uncharacterized protein 未知蛋白	Ctsc	6	15.6	1.421	1.237
Q5ERI8	CRS4C – 6	AY761185	1	17	1.32	1.312
Q9DBR7	Protein phosphatase 1 regulatory subunit 12A 蛋白磷酸酶 1 调节亚基 12A	Ppp1r12a	8	12	0.724	0.716
Q9DB30	Phosphorylase b kinase gamma catalytic chain, liver/testis isoform 磷酸化酶 b 激酶 γ 催化链	Phkg2	1	3.4	0.79	0.704
G3X8V3	Phosphatidylethanolamine – binding protein 4 磷脂酰乙醇胺结合蛋白 4	Pebp4	4	20.2	1.473	1.718
D3Z690	Izumo sperm – egg fusion protein 4 Izumo 精卵融合蛋白 4	Izumo4	5	26.4	1.478	1.419
Q3UI43	BRISC and BRCA1 – A complex member 1 BRISC 和 BRCA1 – A 复合体成员 1	Babam1	3	14.7	1.716	1.383
Q9D258	Acyl – CoA – binding domain – containing protein 7 含结合酰基辅酶 a 结构域蛋白 7	Acbd7	4	33	1.5	1.934
Q8BVC1	Beta – defensin 126 β – 防御素 126	Defb22	1	4.5	2.535	2.728

续表

登录号	蛋白名称	对应基因名称	特有肽段序列数量	覆盖度/%	变化倍数	
					25mg/L vs. 对照组	100mg/L vs. 对照组
A0A0A0 MQA6	Microtubule – actin cross – linking factor 1 微管 – 肌动蛋白交联因子 1	Macf1	13	6.2	1.453	1.227
Q8BFP9	[Pyruvate dehydrogenase (acetyl – transferring)] kinase isozyme 1, mitochondrial （丙酮酸脱氢酶）激酶同工酶 1	Pdk1	3	7.6	0.618	0.771
Q9D9U9	Ccdc19 protein Ccdc19 蛋白	Cfap45	3	6	2.436	2.213
Q9CWH6	Proteasome subunit alpha type – 7 – like 类 7 型蛋白酶体亚基 α	Psma8	4	44	1.457	1.442
Q9DA11	Lysozyme – like protein 6 溶菌酶样蛋白 6	Lyzl6	1	12.8	1.78	1.571
Q62252	Sperm surface protein Sp17 精子膜蛋白 Sp17	Spa17	4	47	1.559	1.526
Q9ESG2	Ropporin – 1	Ropn1	6	41	1.534	1.278
Q03401	Cysteine – rich secretory protein 1 富含半胱氨酸的分泌蛋白 1	Crisp1	7	34.4	2.392	2.252
F8WIE1	Alpha – mannosidase α – 甘露糖苷酶	Man2c1	10	14.9	1.333	1.355
Q6P1E8	EF – hand calcium – binding domain – containing protein 6 含 EF – hand 结合钙离子结构域蛋白 6	Efcab6	11	9	1.346	1.661
Q8R422	CD109 antigen CD109 抗原	Cd109	19	17.2	1.249	1.222
P32848	Parvalbumin alpha 小清蛋白 α	Pvalb	3	32.7	1.98	1.228

续表

登录号	蛋白名称	对应基因名称	特有肽段序列数量	覆盖度/%	变化倍数 25mg/L vs. 对照组	变化倍数 100mg/L vs. 对照组
Q3TNH0	Putative uncharacterized protein 未知蛋白	Tmpo	3	32	0.761	0.81
P09041	Phosphoglycerate kinase 2 磷酸甘油酸酯激酶2	Pgk2	12	42.9	1.348	1.457
Q3V2G1	Putative uncharacterized protein 未知蛋白	Apoa1	10	31.8	1.475	1.705
Q3UA17	Putative uncharacterized protein 未知蛋白	Mtch2	8	34.3	1.408	1.284
F2WWK5	Delta – 6 desaturase（Fragment） δ–6 去饱和酶	Fads2	6	17.6	0.644	0.727
Q91XL1	Leucine – rich HEV glycoprotein 富含亮氨酸的 HEV 糖蛋白	Lrg1	3	12.9	1.362	1.397
Q8K337	Type II inositol 1，4，5 – trisphosphate 5 – phosphatase II 型肌醇1，4，5 – 三磷酸肌醇5 – 磷酸酶	Inpp5b	5	7	1.352	1.35
Q9D4K5	Protein FAM166A FAM166A 蛋白	Fam166a	8	27.3	1.594	1.677
H7BX99	Prothrombin 凝血素	F2	12	23.5	1.314	1.248
Q9R0Y5	Adenylate kinase isoenzyme 1 腺苷酸激酶同工酶1	Ak1	6	40.7	1.871	1.466
P99024	Tubulin beta – 5 chain 微管蛋白 β – 5 链	Tubb5	4	67.8	0.778	0.764
Q8BXF8	Actin – related protein T3 肌动蛋白相关蛋白 T3	Actrt3	3	14.1	1.595	1.537
A7YTZ6	Ccdc63 protein（Fragment） Ccdc63 蛋白	Ccdc63	4	7.6	1.659	1.55

续表

登录号	蛋白名称	对应基因名称	特有肽段序列数量	覆盖度/%	变化倍数 25mg/L vs. 对照组	变化倍数 100mg/L vs. 对照组
Q921R2	MCG123365，isoform CRA_ a	Rps13	4	25	0.694	0.736
Q8CEE6	PAS domain – containing serine/threonine – protein kinase 含 PAS 结构域的丝氨酸/苏氨酸蛋白激酶	Pask	6	7.2	1.432	1.349
Q3U125	Redox – regulatory protein FAM213A 氧化还原反应调节蛋白 FAM213A	Fam213a	7	29.3	1.204	1.409
A6ZI46	Fructose – bisphosphate aldolase 果糖 – 二磷酸醛缩酶	Aldoart1	5	41.1	1.722	1.564
Q9DAQ9	Spermatogenesis – associated protein 19, mitochondrial 精子发生相关蛋白 19	Spata19	2	20.1	1.743	1.472
Q9D5U4	Putative uncharacterized protein 未知蛋白	Actl11	15	19.6	1.682	1.358
D3Z660	Protein Gm46　Gm46 蛋白	Gm46	10	29.4	2.343	2.364
Q6P8Y0	Uncharacterized protein C15orf 26 homolog 无特征蛋白 C15orf 26 同族体		5	22.4	1.255	1.347

　　针对鉴定出的共同变化的差异蛋白进行 GO 功能注释分析，图 3 – 6 展示了 211 个差异蛋白所对应的分子功能、所处的细胞组分、参与的生物学过程。

　　之后，将鉴定到的蛋白质和 COG 数据库进行比对，预测这些蛋白质可能的功能并对其做功能分类统计。图 3 – 7 所示为 211 个共同变化的差异蛋白所对应的 COG。

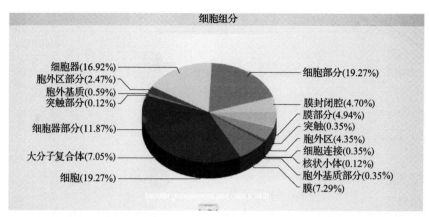

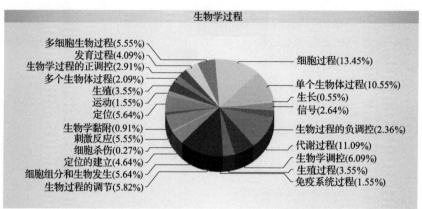

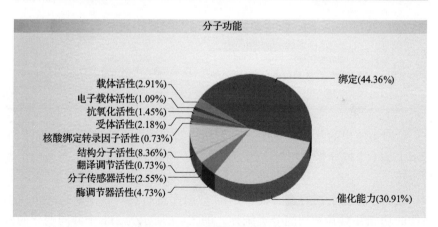

图 3-6　25mg/L 和 100mg/L 氟暴露小鼠睾丸中差异蛋白 GO 分析

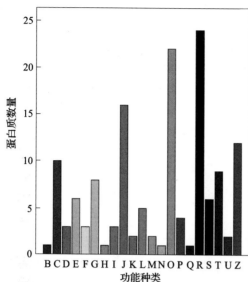

B：染色质结构和动力学
C：能量生成与转化
D：细胞周期控制，细胞分裂，染色体分区
E：氨基酸转运与代谢
F：核酸转运与代谢
G：碳水化合物转运与代谢
H：辅酶转运与代谢
I：脂类转运与代谢
J：翻译，核糖体结构与形成
K：转录
L：复制，重组和修复
M：细胞壁/膜/被膜的形成
N：细胞运动性
O：翻译后修饰，蛋白质转换，分子伴侣
P：无机离子转运与代谢
Q：次生代谢物生物合成、转运和分解代谢
R：通用功能预测
S：未知功能
T：信号转导机制
U：胞内运输，分泌和膜泡运输
Z：细胞骨架

图3-7　25mg/L和100mg/L氟暴露小鼠睾丸中差异蛋白COG分析

GO功能显著性富集分析和KEGG Pathway的显著性富集分析对于后续思路的扩展更有意义。表3-3和3-4是25mg/L和100mg/L氟组中同时出现的GO分子功能和生物过程富集条目。表3-5是25mg/L和100mg/L氟组中同时出现的KEGG富集通路。

表3-3　25mg/L和100mg/L氟组中同时出现的GO分子功能富集条目

GO条目	P值		注释差异蛋白的数目和比值（>3%）	
	25mg/L vs. 对照组	100mg/L vs. 对照组	25mg/L vs. 对照组	100mg/L vs. 对照组
structural constituent of ribosome　核糖体的结构组成	<0.001	0.003	35（6.7%）	19（4.5%）
structural molecule activity　结构分子活性	<0.001	0.001	60（11.5%）	42（9.9%）
carbohydrate binding　碳水化合物结合	0.001	0.030	21（4.0%）	14（3.3%）

续表

GO 条目	P 值		注释差异蛋白的数目和比值（>3%）	
	25mg/L vs. 对照组	100mg/L vs. 对照组	25mg/L vs. 对照组	100mg/L vs. 对照组
endopeptidase inhibitor activity 肽链内切酶抑制剂活性	0.002	0.004	18（3.5%）	15（3.5%）
enzyme inhibitor activity 酶抑制剂活性	0.002	0.037	27（5.2%）	19（4.5%）
peptidase inhibitor activity 肽酶抑制剂活性	0.002	0.004	18（3.5%）	15（3.5%）
peptidase regulator activity 肽酶调节活性	0.002	0.014	21（4.0%）	16（3.8%）
oxidoreductase activity 氧化还原酶活力	0.004	0.090	59（11.3%）	42（9.9%）

表 3-4　25mg/L 和 100mg/L 氟组中同时出现的 GO 生物过程富集条目

GO 条目	P 值		注释差异蛋白的数目和比值（>3%）	
	25mg/L vs. 对照组	100mg/L vs. 对照组	25mg/L vs. 对照组	100mg/L vs. 对照组
SRP - dependent cotranslational protein targeting to membrane 依赖 SRP 翻译的靶向细胞膜的蛋白	<0.001	0.001	34（6.4%）	17（3.9%）
cotranslational protein targeting to membrane 翻译的靶向细胞膜的蛋白	<0.001	0.001	34（6.4%）	17（3.9%）
protein targeting to ER 靶向内质网的蛋白	<0.001	0.001	34（6.4%）	17（3.9%）
establishment of protein localization to endoplasmic reticulum 定位于内质网的蛋白建立	<0.001	0.001	34（6.4%）	17（3.9%）
viral genome expression 病毒基因组的表达	<0.001	<0.001	28（5.3%）	16（3.6%）
viral transcription 病毒粒子转录	<0.001	<0.001	28（5.3%）	16（3.6%）

续表

GO 条目	P 值		注释差异蛋白的数目和比值（>3%）	
	25mg/L vs. 对照组	100mg/L vs. 对照组	25mg/L vs. 对照组	100mg/L vs. 对照组
protein localization to endoplasmic reticulum　蛋白定位内质网	<0.001	0.001	34（6.4%）	17（3.9%）
translational termination　翻译终止	<0.001	<0.001	28（5.3%）	16（3.6%）
cellular process involved in reproduction 涉及生殖的细胞过程	<0.001	<0.001	57（10.7%）	41（9.3%）
cellular component disassembly　细胞组分分解	<0.001	0.003	33（6.2%）	21（4.8%）
establishment of protein localization to organelle　定位于细胞器的蛋白建立	<0.001	0.007	36（6.8%）	23（5.2%）
reproductive process　生殖过程	<0.001	0.004	100（18.8%）	73（16.6%）
single - organism carbohydrate metabolic process　单个生物体碳水化合物代谢过程	<0.001	0.001	49（9.2%）	36（8.2%）
sexual reproduction　有性生殖	<0.001	<0.001	55（10.4%）	46（10.5%）
carbohydrate catabolic process　碳水化合物分解过程	<0.001	0.003	22（4.1%）	15（3.4%）
single - organism carbohydrate catabolic process　单个生物体碳水化合物分解过程	<0.001	0.005	21（4.0%）	14（3.2%）
nuclear - transcribed mRNA catabolic process, nonsense - mediated decay　核转录 mRNA 分解过程，无义介导的降解	<0.001	0.001	28（5.3%）	17（3.9%）
nuclear - transcribed mRNA catabolic process　核转录 mRNA 分解过程	<0.001	0.038	29（5.5%）	17（3.9%）
single organism reproductive process　单个生物体生殖过程	<0.001	0.001	60（11.3%）	47（10.7%）
mRNA catabolic process　mRNA 分解过程	<0.001	0.046	29（5.5%）	17（3.9%）

续表

GO 条目	P 值		注释差异蛋白的数目和比值（>3%）	
	25mg/L vs. 对照组	100mg/L vs. 对照组	25mg/L vs. 对照组	100mg/L vs. 对照组
RNA catabolic process　RNA 分解过程	<0.001	0.025	30（5.6%）	19（4.3%）
single‐organism metabolic process　单个生物体代谢过程	<0.001	0.011	187（35.2%）	144（32.8%）
gamete generation　配子生成	<0.001	<0.001	46（8.7%）	38（8.7%）
carbohydrate metabolic process　碳水化合物代谢过程	<0.001	0.002	59（11.1%）	46（10.5%）
multicellular organism reproduction　多细胞生物生殖	<0.001	0.001	55（10.4%）	44（10.0%）
monosaccharide metabolic process　单糖代谢过程	<0.001	0.028	28（5.3%）	18（4.1%）
Spermatogenesis　精子发生	<0.001	<0.001	40（7.5%）	35（8.0%）
male gamete generation　雄性配子生成	<0.001	<0.001	40（7.5%）	35（8.0%）
hexose metabolic process　己糖代谢过程	<0.001	0.040	25（4.7%）	16（3.6%）
multicellular organismal reproductive process　多细胞生物的生殖过程	<0.001	0.003	53（10.0%）	42（9.6%）
catabolic process　分解过程	0.001	0.011	133（25.0%）	105（23.9%）
organic substance catabolic process　有机物质分解过程	0.002	0.034	122（23%）	95（21.6%）
negative regulation of peptidase activity　肽酶活力的负调控	0.004	0.003	19（3.6%）	17（3.9%）
cellular catabolic process　细胞的分解过程	0.007	0.043	111（20.9%）	88（20.0%）
response to extracellular stimulus　胞外刺激应答	0.008	0.010	27（5.1%）	23（5.2%）
lipid catabolic process　脂质分解过程	0.008	0.002	22（4.1%）	21（4.8%）
response to nutrient levels　营养水平应答	0.009	0.012	26（4.9%）	22（5.0%）

续表

GO 条目	P 值		注释差异蛋白的数目和比值（>3%）	
	25mg/L vs.对照组	100mg/L vs.对照组	25mg/L vs.对照组	100mg/L vs.对照组
cellular component movement 细胞组分移动	0.010	0.003	49（9.2%）	44（10.0%）
cellular lipid catabolic process 细胞脂质分解过程	0.012	0.004	17（3.2%）	16（3.6%）
negative regulation of hydrolase activity 水解酶活力的负调控	0.012	0.003	22（4.1%）	21（4.8%）
response to nutrient 营养素应答	0.020	0.008	17（3.2%）	16（3.6%）
lipid metabolic process 脂质代谢过程	0.021	0.013	60（11.3%）	52（11.8%）
small molecule catabolic process 小分子分解过程	0.027	0.032	26（4.9%）	22（5.0%）
single–organism catabolic process 单个有机体分解过程	0.027	0.032	26（4.9%）	22（5.0%）
microtubule–based movement 基于微管的移动	0.029	0.001	16（3.0%）	18（4.1%）
response to hormone stimulus 激素刺激应答	0.041	0.039	47（8.9%）	40（9.1%）

表 3－5　25mg/L 和 100mg/L 氟组中同时出现的 KEGG 富集通路

KEGG 通路	P 值		注释差异蛋白的数目和比值	
	25mg/L vs.对照组	100mg/L vs.对照组	25mg/L vs.对照组	100mg/L vs.对照组
Ribosome 核糖体	<0.001	<0.001	32（6.32%）	19（4.46%）
Other glycan degradation 其他多糖降解	<0.001	0.001	7（1.38%）	6（1.41%）
PPAR signaling pathway PPAR 信号通路	0.001	0.001	16（3.16%）	14（3.29%）
Huntington's disease 亨廷顿氏舞蹈病	0.001	0.023	29（5.73%）	21（4.93%）

续表

KEGG 通路	P 值		注释差异蛋白的数目和比值	
	25mg/L vs. 对照组	100mg/L vs. 对照组	25mg/L vs. 对照组	100mg/L vs. 对照组
Lysosome 溶酶体	0.008	<0.001	18（3.56%）	19（4.46%）
Valine, leucine and isoleucine biosynthesis 缬氨酸、亮氨酸、异亮氨酸的生物合成	0.05	0.002	2（0.4%）	3（0.7%）
Cardiac muscle contraction 心肌收缩	0.018	0.017	10（1.98%）	9（2.11%）
Phenylalanine metabolism 苯丙氨酸代谢	0.041	0.023	4（0.79%）	4（0.94%）
Parkinson's disease 阿尔茨海默综合征	0.015	0.028	18（3.56%）	15（3.52%）
Complement and coagulation cascades 补体系统和凝血级联	0.010	0.041	13（2.57%）	10（2.35%）
Gastric acid secretion 胃酸分泌	0.023	0.045	11（2.17%）	9（2.11%）
Glutathione metabolism 谷胱甘肽代谢	0.002	0.371	14（2.77%）	6（1.41%）

　　附睾蛋白的组成与附睾上皮的分泌活性相关，附睾上皮细胞的合成、分泌、转运等功能使精子发生了一系列结构、生化和功能的改变，从而使精子获得受精和运动能力。在氟的毒性作用下，附睾蛋白的变化或许能够为阐明氟致成熟精子质量下降提供一定的参考意义。

参 考 文 献

Chinoy NJ, Sequeira E, Narayana MV. Effects of vitamin C and calcium on the reversibility of fluoride – induced alterations in spermatozoa of rabbits［J］. Fluoride 1991, 24（1）: 29 - 39.

Chinoy NJ, Sequeira E. Effects of fluoride on the histoarchitecture of reproductive organs of the male mouse［J］. Reprod Toxicol 1989, 3（4）: 261 - 267.

Chinoy NJ, Sharma A. Amelioration of fluoride toxicity by vitamin E and D in reproductive functions of male mice［J］. Fluoride 1998, 31（4）: 203 - 216.

Kumar A, Susheela AK. Effects of chronic fluoride toxicity on the morphology of ductus epididymis and the maturation of spermatozoa of rabbit ［J］. Int J Exp Pathol. 1995，76 （1）：1 – 11.

贺鑫晋，刘辰光，卢洪江，等. 氟化钠对附睾形态结构及紧密连接相关基因的影响 ［J］. 中国畜牧兽医 2016.

刘芙君，李建远，王海燕. 附睾分泌蛋白与精子成熟的研究进展 ［J］. 国际病理科学与临床杂志 2006，26 （5）：457 – 460.

刘新，李建远. 附睾氧化应激研究进展 ［J］. 中华男科学杂志 2009，15 （2）：161 – 164.

杨克敌，刘世海，应晨江. 硒对氟致大鼠睾丸和附睾损害拮抗作用的研究 ［J］. 中国公共卫生 2002，18 （4）：427 – 429.

张宗梁. 附睾的免疫学研究 ［J］. 科学通报，2005，50 （18）：1935 – 1941.

朱伟伟，韩代书. 睾丸及附睾免疫环境与男性生殖 ［J］. 中国组织化学与细胞化学杂志，2012，21 （4）：417 – 422.

邹美，王海丰，胡建民. 蛋白质组学在附睾研究中的应用 ［J］. 生理科学进展，2008，39 （2）：139 – 144.

第四章　氟对精子的毒性作用

本章摘要：精子，贮藏着大量基因和环境因素共同决定的遗传信息，关系到物种的繁衍和后代的健康。作为终末分化细胞，在精子的变态过程中，成熟精子细胞中的染色质高度浓缩，构成精子的头部，胞质极少，有着其特殊的形态结构。早期氟对精子的损伤包括精子密度、活率、活力、畸形率等，随着技术手段的更新，陆续发现氟还对精子的获能、顶体反应、超激活运动、化学趋向性、凋亡等具有毒性作用，借助组学技术，产生了大量有待进一步验证的基因、蛋白、以及通路。

第一节　氟对精子受精能力的影响

生殖毒理学（reproductive toxicology）是生殖医学与毒理学结合而形成的一门重要交叉学科。主要研究环境因素对生殖系统损害作用的原因、机制和后果。这些损害作用包括对生殖器官、相关的内分泌系统或妊娠结局的改变，表现为对性成熟、配子生成和转运、正常的生殖周期、性行为、生育力、妊娠、分娩和哺乳等的不良影响或依赖于生殖系统完整性的其他功能的改变。其中生育力检测是生殖毒理学最直接简单的评价方法之一。

Freni（1994）在一项生态学研究中提出在一些地区总生育力和氟含量呈负相关性。调查显示，高氟地区男性不育症患者的精液含氟量、精子自毙率、男性不育总率及原发性男性不育率均显著高于非高氟区。氟中毒晚期临床病例报道，在 21 名男性病人中，有 11 人有阳痿症状。

Chinoy 等（1992，1995）对大鼠管饲含 5~10mg/kg/d 的 NaF，由于精子密度和活力下降，而且线粒体活性下降，膜的磷脂发生改变，精子的电解质浓度显著降低，精子蛋白含量下降，导致大鼠的生育力明显降低。Elbetieha等（2000）报道小鼠饮用含有 100mg/L、200mg/L、300mg/L NaF 的水，10 周后生育力明显下降，而 4 周时无影响。Chinoy 等（2006）以 5mg/L、10mg/L、20mg/kg 体重的 NaF 处理雄性大鼠30d，精子的顶体功能受损，顶体素和透明质酸酶活性下降，附睾尾精子计数、活力、活率下降，与对照组（95% ~ 100%）相比，生育率分别降至为20%、10%和0。本课题组从雌鼠怀孕数、胚胎植入数、可用胚胎数、吸收胚胎数等指标评价氟对雄性小鼠生育力的影响，结果发现150mg/L NaF显著降低了雌鼠怀孕数、胚胎植入数和可用胚胎数，30mg/L和70mg/L氟组的数据与对照组相比差异不显著，可能这样的结果与小鼠摄氟剂量小、时间短有关系，虽然70mg/L NaF对精子的密度、活力、活率等都有影响，但动物的生殖发育受到诸多因素的影响，成千万的精子最终成功受精的只有十几个，在受精过程中，对受精后期精子功能的影响要比早期精子的影响严重得多。

表4 - 1　　　NaF对雄性小鼠生殖力的影响（mean ± SE）

组别	雄性数量	雌性数量	雌性受孕率	胚胎植入数/只	可用胚胎数	吸收胚胎数/胚胎植入数
对照组	10	10	9/10（90%）	8.13 ± 0.64	8.13 ± 0.64	0/73
30mg/L NaF	10	10	9/10（90%）	7.78 ± 0.72	7.44 ± 0.72	3/70
70mg/L NaF	10	10	8/10（80%）	8.38 ± 0.74	8.13 ± 0.74	2/67
150mg/L NaF	10	10	4/10（40%）*	7.75 ± 0.47	6.00 ± 0.41 *	7/30 *

注：* 表示 $p < 0.05$，与对照组相比差异显著。

有些学者也认为氟对亲代和子代动物的生殖和精子发生没有影响，如Collins 等（2001）发现给大鼠饮用含 25mg/L、100mg/L、175mg/L、250mg/L NaF 10 周后生殖能力都没有受到影响，这可能是不同的学者使用不同的给毒方式所致，氟暴露时间和动物的敏感性也是影响因素。

当然，除了比较直接的生育率检测以外，还可以通过体外实验进行检测，如透明带结合实验、卵母细胞穿透实验和体外受精（IVF）实验。Izquierdo – Vega 等（2008）指出以 5mg NaF/kg/d 的剂量给予大鼠摄氟8 周，之后各组准备 120 颗成熟卵子进行 IVF，结果显示氟组的受精率为13%，而对照组为 71%。Kim 等（2015）报道小鼠精子在 2.5mmol/L、5mmol/L 和 10mmol/L NaF 溶液中暴露 90min 后，5mmol/L 和 10mmol/L NaF 可以显著降低精子的受精率和囊胚形成。

第二节　氟对常规精液品质的影响

精子的质量决定了受精能力的高低。精液品质分析，也就是精液常规检查，它是评价精液质量、估价雄性动物生育力和诊断不育症的重要手段，主要包括精液量，色泽、黏稠度，酸碱度，精子密度、精子总数，精子活动力、精子存活率，精子凝聚现象，精子细胞学检查等。

关于氟对精液品质的影响，Chinoy 等（1992，1998，2000）发现小鼠摄入含 10~20mg/kg/d 的 NaF 30d，小鼠附睾尾精子缺乏活力，精子密度、活率下降，同时出现了大量畸形精子，精子的顶体功能受损，顶体素和透明质酸酶含量下降，活性降低，停止染毒 30d 也没有使小鼠的生殖能力得到恢复。Chinoy 等（1992，1995）报道大鼠经口摄入含 5~10mg/kg/d 的 NaF 后，精子计数和活力下降，精子的电解质浓度显著降低，精子蛋白含量下降，而且线粒体活性下降，膜的磷脂发生改变。此外，氟还可导致精子的顶体功能受损，顶体素和透明质酸酶含量下降，附睾尾精子计数、活力下降。Ghosh 等（2002）研究大鼠管饲含 10mg/kg/d 的 NaF 29d 的影响，显示附睾精子计数和腔内成熟精子减少，而且 NaF 还引起氧化应激，睾丸、附睾、精子中的共轭二烯烃含量增加，精子中的过氧化物酶、过氧化氢酶活力明显下降。Chinoy 等（2006）以 5mg/kg、10mg/kg、20mg/kg 体重的 NaF 处理雄性大鼠 30d，精子的顶体功能受损，顶体素和透明质酸酶活力下降，附睾尾精子计数、活力、活率下降。甚至 4.5mg/L 和 9mg/L 的 NaF 也可影响雄性大鼠精子计数、活力、活率、畸形率、质膜完整性（Pushpalatha 等，2005）。同时，研究证明氟还可导致家兔（Chinoy 等，1991；Kumar 和 Susheela，1994；Susheela 和 Kumar，1991）、豚鼠（Chinoy 等，1997）的精子密度、活力、顶体、鞭毛等发生变化。此外，Chinoy 和 Narayana（1994）在体外研究了 NaF 对人的精子的毒性作用，发现孵育 20min 后由于氟化物的积聚逐渐增加，导致精子膜损伤，溶酶体活性降低，精子头部拉长，顶体缺失，尾部成圈状，谷胱甘肽含量呈时间依赖性降低。0.25mmol/L NaF 体外孵育人精 20min（Chinoy 和 Narayana，1994）和 30mmol/L NaF 体外孵育牛精 2min（Schoff 和 Lardy，1987），均可使精子失去活力。所有这些证据表明了氟的精子毒性。

高氟地区男性不育症患者的精液含氟量、精子自毙率、男性不育总率及原发性男性不育率均显著高于非高氟区，精子密度则明显降低（刘鸿德等，1988）。Zahrorohkor 等（1981）也发现，工业性氟病工人精子数量减少，精子活动力较同龄组健康人低。印度学者对水氟为 2.0～19.0mg/L 地区 20～42 周岁不育症男子的精子进行光镜及电镜观察，结果发现，与对照组相比，高氟区男子的异常精子百分数显著增加，在精子的头部、中段、尾部均可见结构方面的异常，即顶体发育不全、线粒体肿胀、嵴液消失等（孙殿军和王丽华，2002）。

目前研究证实氟会导致精子密度、活力、活率、畸形率、质膜完整性、获能等方面发生改变。其中，精子活动力，包括活力和超激活运动，是衡量精液质量和雄性生育力的一个重要指标，活动力低下是导致不育的重要原因。精子活力（sperm motility）是指精液中呈前向运动精子所占的百分率，由于只有具有前向运动的精子才可能具有正常的生存能力和受精能力，所以活力与母体受胎率密切相关，是目前评定精液品质优劣的常规检查指标之一。我们多次检测了氟对动物精子密度、活率和活力的影响，表 4-2 所示为其中一次的结果，显示 70 和 150mg/L NaF 的影响较严重。

表 4-2　饮水摄入 NaF 49d 对雄性小鼠精液品质的影响（$n = 8$；mean ± SE）

组别	精子密度/（10^6/mL）	精子活率	精子活力
对照组	11.35 ± 0.78	84.28 ± 3.53	88.69 ± 3.75
30mg/L NaF	10.73 ± 0.73	80.33 ± 3.47	83.46 ± 3.33
70mg/L NaF	10.50 ± 0.76	81.61 ± 3.40	75.17 ± 3.44 *
150mg/L NaF	7.94 ± 0.67 *	65.52 ± 3.28 *	72.34 ± 3.25 *

注：* 表示 $p < 0.05$，与对照组相比差异显著。

精子形态学分析已被认为是预测精子体内和体外受精能力的既稳定又可靠的方法。传统的精液常规分析是用于判断男性生育力最基本的临床指标，精液常规分析只对精液理化性状进行评估，以此来预测男性生育状况很不准确。精子形态与其功能密切相关。任何精子形态上的缺陷将导致其功能下降，影响男性生育力。1916 年，Cary 第一个把精子畸形与男性生育力联系起来。随着染色技术的发展和畸形精子分类体系的形成，建立了精子形态学分析体系。研究认为精子形态分析在男性不育症的诊断和治疗中发挥重要的作用。目前，各实验室采用的染色方法有改良巴氏染色、Diff-quik 染色、肖尔染色等。按照 WHO 精子实验手册中推荐的 Diff-Quik 快速染色方法，与巴氏染色和肖儿染色方法比较，此方法简便、快速，1h左右出结果，适用于常规的精液分析，且封片后保存时间长，有利于反复观察评价。我们利用Diff-Quik方法检测了氟中毒小鼠精子畸形率。图4-1和图4-2所示为Diff-Quik染色后精子的形态变化，包括头部、颈部和尾部的畸形。不同浓度氟（30mg/L、70mg/L、150mg/L NaF）对雄性小鼠精子畸形率的影响如表4-3所示。结果说明，与对照组相比，150mg/L NaF可导致精子头部、颈部、尾部畸形率的显著升高，最终导致总畸形率增加。70mg/L NaF引起精子尾部及总畸形率的显著升高。而在30mg/L NaF组中，精子各部位畸形率与对照组相比差异不显著。

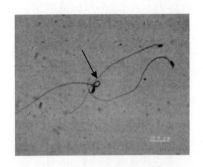 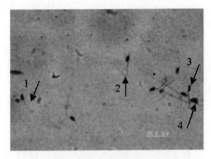

图4-1　Diff-Quik染色后精子形态，箭头所示为颈部畸形的精子

图4-2　Diff-Quik染色后精子形态，箭头所示为尾部和头部畸形的精子
1，2为尾部畸形精子；
3，4为头部畸形精子

表4-3　不同浓度氟对小鼠附睾中精子畸形率的影响（$n=8$；mean ± SE）

组别	头/%	颈/%	尾/%	畸形率/%
对照组	3.55 ± 0.08	6.32 ± 0.17	12.58 ± 0.32	22.45 ± 0.53
30mg/L NaF	3.71 ± 0.07	6.28 ± 0.15	13.61 ± 0.36	23.60 ± 0.66
70mg/L NaF	3.64 ± 0.12	6.68 ± 0.21	20.69 ± 0.29 *	30.01 ± 0.73 *
150mg/L NaF	6.21 ± 0.14 *	7.47 ± 0.24	24.93 ± 0.40 *	38.61 ± 0.75 *

注：* 表示 $p < 0.05$，与对照组相比差异显著。

正常小鼠精子是由头部，中段，尾部三部分构成的。其中头部纵切为杆状，质膜、核膜、顶体结构规则完整，并且清晰可见，无空泡现象出现，染色质排列紧密；精子颈部细长，微管完整；精子尾部基因丝组件有序排列，分布规则，大小一致，线粒体结构和质膜完整，无肿胀现象出现。精子异常，大多表现在以下方面：精子头部胀大，顶体膜部分或全部脱落，核裸露，核出现类似空泡现象，核内染色质排列不紧密，呈颗粒状，伴有无头或双头现象，颈部短粗，线粒体囊肿化，微管消失，精子尾部线粒体大小不一，部分肿胀，分布不均匀，9+2结构不完整，纤维和纤维鞘排列无序，微管内缺乏部分动力蛋白臂。

我们通过电镜技术观察了对照组和高氟组精子的显微结构：

（1）小鼠精子头部结构观察　对照组小鼠正常成熟精子头部，核电子密度较高，核质均匀，顶体明显，顶体腔内容物呈均质状，顶体内膜与核膜之间的下间隙明显，头部两侧膜呈锯齿状包裹头部细胞质（图4-3①）；25mg/L NaF组小鼠精子头部质膜断裂，部分脱落，质膜形态紊乱，下间隙变窄（图4-3②）；50mg/L NaF组精子头部两侧质膜全部脱落，顶体部分缺失（图4-3③）；100mg/L NaF组精子头部质膜全部脱落，精子头颈部肿大，顶体扩张，顶体与精核界限模糊，胞核淡染（图4-3④）。

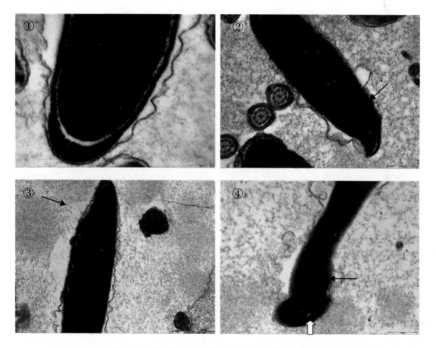

图4-3　不同浓度氟暴露小鼠附睾中成熟精子头部透射电镜图片

① 对照组，箭头所示为下间隙；② 25mg/L NaF组，箭头所示部位质膜脱落；

③ 50mg/L NaF组，箭头所示为顶体脱落部位；④ 100mg/L NaF组

细箭头所示为精子头颈部，粗箭头所示为顶体

（2）小鼠附睾中成熟精子尾部中段结构观察　对照组正常小鼠精子尾部中段纵切电镜下观察显示，尾部外周致密纤维平行排列，线粒体大小均匀，嵴结构清晰正常，形态规则，紧密排列（图4-4①）；25mg/L NaF组个别线粒体肿胀、形态模糊，排列不规则（图4-4②）；50mg/L NaF组精子超微结构改变趋于明显，线粒体嵴间腔扩大且轻度空泡化，线粒体形状不规则，大小不一（图4-4③）；100mg/L NaF组部分线粒体出现空泡化改变，线粒体内部嵴结构更加模糊，嵴液消失（图4-4④）。

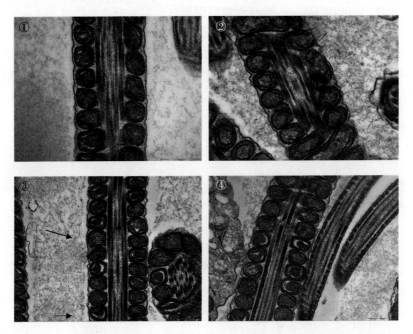

图4-4　不同浓度氟暴露小鼠附睾中成熟精子尾部纵切面透射电镜图片
① 对照组，箭头所示为轴丝中央；② 25mg/L NaF组，箭头所示为异常线粒体；
③ 50mg/L NaF组，箭头所示为线粒体嵴间腔；④ 100mg/L NaF组，箭头所示为线粒体空泡化

对照组正常小鼠精子尾部中段横切电镜下观察显示，轴丝呈哺乳动物典型的9+2型结构，中央为两条单根微管，围绕两条单微管是9条二联体微管，每根二联体微管外侧连有一根外周致密纤维，线粒体均匀分布于纤维柱周围，紧密排列成环状，线粒体结构完整，精子膜清晰、明显（图4-5①）；25mg/L NaF组结构变化不显著，线粒体形态略有模糊（图4-5②）；50mg/L NaF组线粒体排列不规则，大小不一，轴丝与线

粒体鞘之间的间隙增宽（图4-5③）；100mg/L NaF组线粒体排列不规则，轴丝与线粒体鞘之间的间隙更宽，精子膜脱落（图4-5④）。

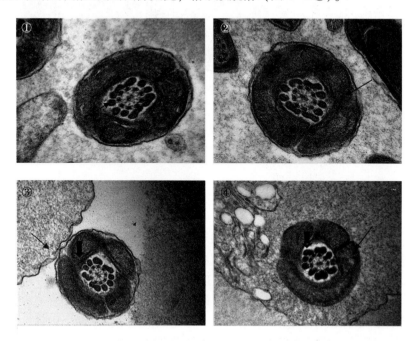

图4-5　不同浓度氟暴露小鼠附睾中成熟精子尾部横切面透射电镜图片

① 对照组，箭头所示为轴丝中央；② 25mg/L NaF组，箭头所示为线粒体；

③ 50mg/L NaF组，细箭头所示为线粒体鞘，粗箭头所示为线粒体与轴丝之间的间隙；

④ 100mg/L NaF组，黑色箭头所示为精子膜，粗箭头所示为线粒体与轴丝之间的间隙

小鼠精子扫描电镜图片（图4-6）说明，对照组小鼠精子顶体完整，表面光滑，轮廓清楚；而150mg/L NaF组小鼠精子超微结构出现头部断裂，顶体缺乏，颈部少许颗粒粘附，尾部中段线粒体鞘脱落以及尾部卷曲等变化。

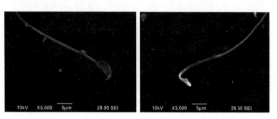

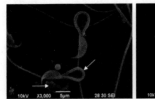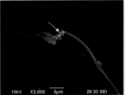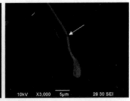

图4-6 对照组正常形态的小鼠精子：顶体完整，表面光滑，轮廓清楚
（SM，×3000）；150mg/LNaF组异常小鼠精子：顶体缺乏，头部形态
明显异常，颈部有少许颗粒黏附，顶体缺乏，尾部中段线粒体鞘
脱落（SM，×3000），头部断裂，尾部卷曲（SM，×3000）

第三节　氟中毒与精子超激活运动

　　然而，常规的精子质量指标在揭示精子未来的受精能力方面显得有些力不从心。大量的研究证实精子的超激活运动对于成功的受精是必不可少的。早在1970年，Yanagimachi就发现精子在获能培养液中培养一段时间后，精子的运动模式发生很大变化，鞭打呈高度不对称，运动轨迹为小圆周状或星状螺旋，定义这种运动为精子的超激活运动。超激活运动以高振幅和不对称性的鞭毛鞭打为特征，有助于精子从输卵管上皮细胞脱离，通过输卵管黏液到达输卵管壶腹部，穿过卵子透明带最终完成受精。

　　有活性精子运动时尾部呈对称性鞭打。与之不同的是，超激活精子的运动以高振幅和不对称性的鞭毛鞭打为特征。图4-7所示为有活性精子（①和②）与超激活运动精子（③和④）分时图片。图4-8中①和②所示分别为有活性精子与超激活运动精子连续两个时间点拍摄后的叠加图片，能清晰地看到有活性精子尾部的对称性鞭打，以及超激活运动精子尾部的非对称性鞭打。如表4-4所示，小鼠精子的超激活运动能力呈剂量依赖性降低，70mg/L NaF和150mg/L NaF组精子超激活运动的显著降低提示超激活运动的变化可能是涉及氟致动物生殖力下降的原因之一。

　　Ca^{2+}是体内细胞信号转导过程中广泛存在的一类第二信使。在细胞内存在一类能够识别并以高亲和力与Ca^{2+}结合的蛋白，这些蛋白质统称为Ca^{2+}结合蛋白。Ca^{2+}结合蛋白的种类很多，有的只是与Ca^{2+}结合，不起信号转导作用，只是起缓冲Ca^{2+}浓度或Ca^{2+}运输者的作用，如肌集钙蛋白

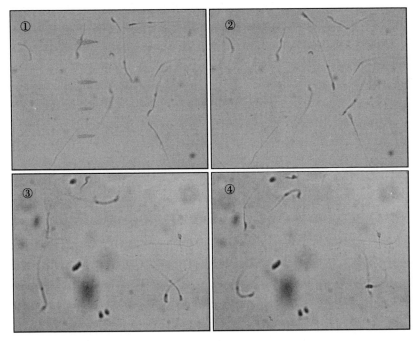

图 4 - 7　有活性精子与超激活运动精子分时图片，间隔 1/30s 捕捉图像
①②表示有活性精子，精子尾部显示对称性鞭打；③④表示超激活运动
精子，精子尾部显示非对称性鞭打。图中数字所示为代表性精子 ×400

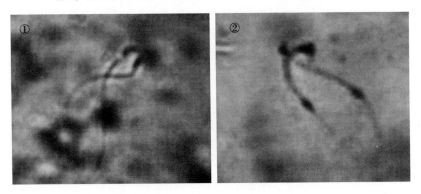

图 4 - 8　有活性精子与超激活运动精子叠加图片，间隔 1/30s 捕捉图像
①表示有活性精子，精子尾部显示对称性鞭打；
②表示超激活运动精子，精子尾部显示非对称性鞭打

表4-4   NaF 暴露 49d 后小鼠超激活精子百分率
和精子内钙的浓度（mean ± SE）

组别（mg NaF/l）	超激活精子百分率/%	精子内钙的浓度/nmol/L
对照组	46.32 ± 3.63	180.86 ± 8.64
30mg/L NaF	43.84 ± 3.26	182.11 ± 9.07
70mg/L NaF	36.27 ± 2.41 *	150.25 ± 7.85 *
100mg/L NaF	32.55 ± 2.60 *	126.43 ± 6.41 *

注：* 表示 $p < 0.05$，与对照组相比差异显著。

（calsequestrin）与钙结合蛋白（calbindin）等；有的是 Ca^{2+} 直接调节的、与信号转导有关的酶类。最多的一类是作为一种中介分子，偶联激活一些下游的蛋白激酶、蛋白磷酸酶、钙通道和钙泵等，如钙调蛋白、肌钙蛋白、S100 家族等，这一类蛋白可称为 Ca^{2+} 的感受体（sensor）。其中钙调蛋白（calmodulin，CALM）是细胞中分布最广、功能最多、研究也最深入的一种。CALM 在溶液中结合 Ca^{2+} 后，发生构型变化，增加了与靶蛋白的亲和力，并进一步调节靶蛋白的活性。CALM 靶蛋白种类很多，其中包括蛋白磷酸化酶和脱磷酸酶、钙转移酶（如钙泵和电压依赖性钙通道）、其他信号转导途径的信号组分（如 PDE 酶、腺苷酸环化酶等），细胞骨架相关蛋白（Tau、caldesmon、αspectrin 等）、转录因子、RNA 结合蛋白、分子伴侣蛋白（热休克蛋白70、90 等）等。CALM 以两种方式调节它们的活性：第一，直接与这些靶酶结合，诱导靶酶的构型变化而调节它们的活性，如 Ca^{2+} - ATP 酶、PDE 酶、腺苷酸环化酶等。第二，通过活化依赖 Ca^{2+} 及 CALM 的蛋白激酶（Ca^{2+}/CALM - depentdant protein kinase，简称 CaMK），磷酸化许多靶酶，间接影响其活力，例如磷酸化酶、糖原合成酶等。后者在钙信号转导中扮演着非常重要的角色。其中 CaMK2 研究得最为清楚，这种酶分布于所有的动物细胞中，在脑组织中的含量最高，全酶含约 12 个亚基，分子质量达 500 ~ 650ku，各种亚基结构相似，在 N - 末端有激酶活力部位，但在静息状态下无激酶活力，在与 Ca^{2+}/CALM 结合后发生构型变化，各亚基之间互为底物引发磷酸化，也就是 CaMK2 作为一个全酶发生了自身磷酸化，CaMK2 被激活并作用于其他靶蛋白。即使在 Ca^{2+}/CALM 与 CaMK2 解离后，由于 CaMK2 的自身磷酸化作用，其活性可维持较长时间，直到蛋白磷酸酶彻底使之去磷酸而失活。

在精子发生、成熟、获能等过程中，钙离子发挥着重要作用，它是精子运动的调控者，获能的参与者，顶体反应的第二信使。同样地，超激活运动的触发是由于精子尾部 Ca^{2+} 浓度的升高引起的，随后通过 CALM/CaMK 信号通路发挥作用。大量研究表明 Ca^{2+} 载体 A23187 或 ionomycin 可以诱导超激活运动的发生，当精子培养液中 Ca^{2+} 的浓度为 ~50nmol/L 时，公牛的精子不发生超激活，达到 ~100nmol/L 时有部分精子超激活，而当 ~400nmol/L 时大部分精子发生超激活运动，类似的结果在研究小鼠、海胆以及猴子的精子超激活运动试验中也出现过。另一方面，超激活运动的维持依赖于 CALM，它是广泛存在的 Ca^{2+} 结合蛋白，而 CaMK2 作为 Ca^{2+}/CALM 的结合蛋白，是一类丝氨酸 – 苏氨酸激酶，它与鞭毛的活力和摆幅有密切关系。有研究证明 CALM 的缺少也会影响精子的超激活运动，CaMK2 抑制剂的添加使超激活运动的精子数量减少 75%。

小鼠精子 CALM 及 CAMK2 蛋白的免疫荧光定位图片展示了免疫活性部位主要在精子的尾部。

Western blotting 定量检测各组小鼠精子中 CALM 蛋白表达水平（图4 - 9）。结果显示，与对照组相比，30mg/L、70mg/L 及 150mg/L NaF 均未对 CALM 蛋白表达产生显著性影响。而 70mg/L 和 150mg/L 氟组中 CAMK2 蛋白表达量显著低于对照组，结果见图 4 - 10。

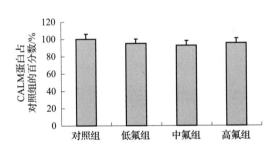

图4 - 9 NaF 暴露 49d 后对照组、30mg/L（低氟）、70mg/L（中氟）及
150mg/L（高氟）NaF 组小鼠精子 CALM 蛋白的表达

注：$n = 5$；mean ± SE

CALM 和 *CaMK2* mRNA 表达结果（图 4 - 11）说明，与对照组相比，150mg/L NaF 显著降低了精子中 *CALM* 及 *CaMK2* mRNA 的表达量；70mg/L NaF 显著降低了 *CALM* 的表达水平，但对 *CaMK2* 基因无显著影响；而在 30mg/L 氟组中两种基因表达量均未发生显著变化。

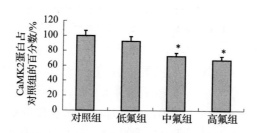

图4-10 NaF暴露49d后对照组、30mg/L（低氟）、70mg/L（中氟）及150mg/L（高氟）NaF组小鼠精子CAMK2蛋白的表达

注：$n = 5$；mean ± SE，＊表示 $p < 0.05$，与对照组相比差异显著

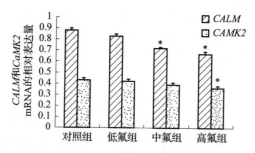

图4-11 NaF暴露49d后对照组、30mg/L（低氟）、70mg/L（中氟）及150mg/L（高氟）NaF组小鼠精子CALM和CaMK2 mRNA表达结果

注：$n = 5$；mean ± SE，＊表示 $P < 0.05$，各试验组与对照组相比

Ca^{2+}作为一种触发超激活运动的第二信使，它的主要来源有两个：一个是依靠质膜离子通道细胞外 Ca^{2+} 的内流；另一个是贮存于冗长核被膜细胞内 Ca^{2+} 的释放。其中，超激活运动所需要的 Ca^{2+} 主要依赖CatSper家族蛋白形成的 Ca^{2+} 通道来实现。CatSper（cation channel of sperm）蛋白是特异性表达于雄性生殖细胞和精子鞭毛区的特异性钙离子通道，研究表明敲除 *CatSper - 1*、*CatSper - 2*、*CatSper - 3* 或 *CatSper - 4* 的雄性小鼠由于精子不能发生超激活运动，未能穿过透明带而导致不育。此外，经检测高活力的精子比低活力的精子含有更多的 *CatSper* mRNA 含量。除了基因含量的变化，Avenarius 等（2009）报道 *CatSper1* 基因位点突变也会导致雄性不育。

由表4-5可知 *CatSper1* 和 *CatSper2* mRNA 表达结果，与对照组相比，70mg/L 及 150mg/L NaF 显著降低了精子中 *CatSper1* 基因的表达量；而 *CatSper2* 基因表达水平在各试验组中与对照组相比均无显著性差异。

表 4 – 5　　　　　　**NaF 暴露 49d 后小鼠精子 *CatSper1***
和 *CatSper2* mRNA 表达结果（*n* = 5；mean ± SE）

组别	*CatSper1* mRNA 相对含量	*CatSper2* mRNA 相对含量
对照组	0.83 ± 0.02	0.56 ± 0.02
30mg/L NaF	0.76 ± 0.02	0.51 ± 0.02
70mg/L NaF	$0.52 \pm 0.01^*$	0.49 ± 0.02
150mg/L NaF	$0.48 \pm 0.02^*$	0.46 ± 0.02

注：* 表示 $p < 0.05$，与对照组相比。

70 和 150mg/L 氟组 CaMK2 蛋白含量明显降低，而 CALM 虽然基因水平上有所变化，但蛋白却未有改变；30mg/L 氟组的 Ca^{2+} 信号通路指标均没有显著变化。这表明过量氟降低精子超激活运动的能力应该是由于阻碍了 Ca^{2+} 信号通路的正常运行造成的。与本课题组研究结果不同，早期的研究发现氟可以使细胞内的 Ca^{2+} 水平升高，同时伴随着内质网 Ca^{2+} 依赖性 ATPase（endoplasmic reticulum Ca^{2+} – dependent adenosine triphosphatase，ER – type Ca^{2+} – ATPase）的上升，这表明氟可刺激内质网钙库的释放。然而精子中缺乏内质网，超激活运动所依赖的 Ca^{2+} 主要来源于细胞外钙。总之，过量氟通过对精子 Ca^{2+} 信号通路的影响导致了超激活运动能力的下降。

第四节　氟对精子 ATP 生成的影响

成熟精子要完成受精需要保持长时间的活力状态，无论是精子的向前游动，还是精子的超激活状态，都需要大量的能量供给。而氟对精子运动所需的动力来源——三磷酸腺苷（ATP）的研究及机制探讨却鲜见报道。Chinoy 等（1991）研究表明，染氟家兔精子的 ATP 合成酶（ATPase）和琥珀酸脱氢酶（SDH）的活力下降。Zakrzewska 等（2002）用 20μmol/L、100μmol/L、200μmol/L NaF 孵育公羊精液 5h，发现乳酸脱氢酶（LDH）活力显著降低。这些酶活力的变化预示着氟对精子 ATP 生成途径的破坏。

ATP 是精子尾部运动的能量来源，一般情况下，在哺乳动物的精子细胞里有两条产生能量的代谢途径，无氧酵解和有氧呼吸。精子在射出前是通过无氧酵解产生的 ATP，而射出后精子泳动所需的能量则是线粒体呼吸链提供的。

无氧酵解过程中的关键酶主要涉及到己糖激酶（HK1S）、甘油醛 – 3 – 磷酸脱氢酶（GAPDHS）、丙酮酸激酶（PK）、乳酸脱氢酶 A（LDHA）、乳酸脱氢酶 C（LDHC），已有研究证明，精子 GAPDHs 基因敲除的小鼠缺少精子前向性运动。而对于有氧呼吸，关键分子琥珀酸脱氢酶（SDH）、细胞色素 b（MTCYB）、ATP 合成酶 6（MTATP6）、细胞色素氧化酶（COX）的异常会阻断整个呼吸链的电子传递，导致能量生成障碍。同时，各种原因导致的线粒体结构和功能改变，如线粒体膜电位（mitochondrial transmembrane potential，$\Delta\Psi m$）的降低，酶活力或表达量异常以及线粒体 DNA（mtDNA）的突变或缺失等均可影响 ATP 生成，降低精子活力及受精能力。

本课题组首先检测了小鼠摄入 25mg/L、50mg/L、100mg/L NaF 90d 后，精子密度、活力和活率的变化，见表 4 – 6，结果显示 50mg/L 和 100mg/L NaF 显著降低了精子的精液品质。

表 4 – 6　　　　各组小鼠精子密度、活力、活率测定结果

组别	对照组	25mg/L NaF	50mg/L NaF	100mg/L NaF
密度（×10⁶/ml）	3.025 ± 0.3666	2.570 ± 0.2483	1.363 ± 0.3430 *	1.660 ± 0.3487 *
活率（%）	50.58 ± 3.073	37.82 ± 3.031 *	28.33 ± 3.025 **	19.66 ± 2.206 **
活力（%）	34.531 ±.032	25.21 ± 2.650 **	5.8320 ±.9526 **	14.07 ± 1.406 **

注：* 表示 $p < 0.05$，** 表示 $p < 0.01$，与对照组相比

同时，如图 4 – 12 所示，通过检测小鼠精子 ATP 总含量，得知随着 NaF 浓度的增加，小鼠精子总 ATP 含量呈下降趋势，且 50mg/L NaF 组总 ATP 含量显著下降，100mg/L NaF 组极显著下降。

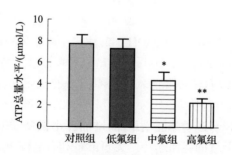

图 4 – 12　各组小鼠精子 ATP 含量（μmoL/L）
注：* 表示 $p < 0.05$，** 表示 $p < 0.01$，与对照组相比

CCCP（碳酰氰基－对－氯苯腙），一种解偶联剂，可以用来抑制线粒体有氧呼吸作用产生 ATP。在线粒体有氧呼吸的条件下，含有 CCCP 的细胞培养液中的精子的活力显著下降。当人体精子中加入外源的丙酮酸钠，精子细胞内 ATP 水平明显提高，同时明显地增强线粒体的氧化磷酸化能力。CCCP 会降低质膜中质子的渗透力，改变膜电位，进而降低葡萄糖激发的超激活运动。也有研究发现，在 CCCP 的存在下，精子由无氧酵解所产生的 ATP 量减少。因此我们在精子细胞培养液中加入葡萄糖和 CCCP 诱导无氧酵解，建立无氧呼吸模型；在细胞培养液中加入丙酮酸钠建立线粒体有氧呼吸模型。

本课题组发现小鼠精子在线粒体有氧呼吸状态下，ATP 的含量如图 4 - 13①所示，由图可得，与对照组相比，随着 NaF 浓度的增加，小鼠精子 ATP 的含量总体呈下降趋势，且 100mg/L NaF 组 ATP 含量显著下降。小鼠精子在无氧酵解状态下，由图 4 - 13②可知，与对照组相比，随着 NaF 浓度的增加，小鼠精子 ATP 的含量总体呈下降趋势，但均不显著。

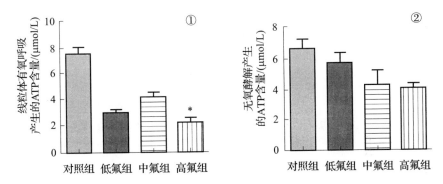

图 4 - 13　各组小鼠精子在线粒体有氧呼吸①和
无氧呼吸②状态下 ATP 含量（μmoL/L）
注：* 表示 $P < 0.05$，与对照组相比

那么，在有氧呼吸和无氧呼吸模型中，氟对精子的活力影响如何？小鼠精子在线粒体有氧呼吸作用下，精子的活力如图 4 - 14 所示，由图可得，与对照组相比，随着 NaF 浓度的增加，小鼠精子的活力总体上呈下降趋势，且 100mg/L NaF 组精子活力显著下降。小鼠精子在无氧酵解作用下，与对照组相比，随着 NaF 浓度的增加，小鼠精子的活力总体上呈下降趋势，但无统计学意义。

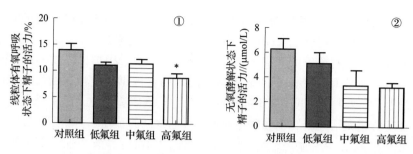

图4-14 各组小鼠精子在线粒体有氧呼吸①和无氧呼吸②状态下小鼠精子活力

注：* 表示 $P < 0.05$，与对照组相比

随后，我们应用荧光定量 PCR 技术检测了小鼠精子有氧呼吸关键基因的 mRNA 表达。由图4-15可知：小鼠精子有氧呼吸关键基因的表达水平均受 NaF 的影响，其中 *MTCYB* 和 *COX2* 在染氟条件下，它们的基因表达量均显著下降，*MTATP* 和 *COX3* 基因表达水平也随着氟浓度的增加逐渐下降，但无统计学意义。

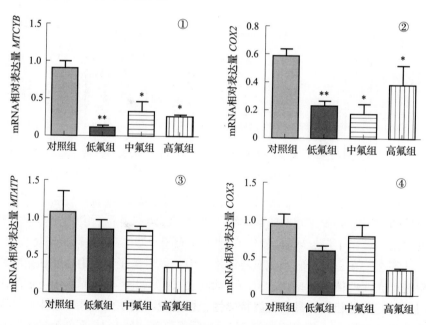

图4-15 小鼠精子中 *MTCYB*①、*COX2*②、*MTATP*③、*COX3*④

四个基因 mRNA 的相对表达量

注：* 表示 $P < 0.05$；** 表示 $P < 0.01$，与对照组相比

线粒体是真核动物体内能量转换及供能中心，线粒体 DNA（mtDNA）是核外唯一具有自己独立的遗传密码和蛋白质翻译系统，控制着线粒体的基本性能。线粒体在动物体内是以四种复合物（复合物 I、复合物 II、复合物 III、复合物 IV）的存在状态存在于精子中部，其中复合物 III 和复合物 IV 是偶联部位。MTCYB 是呼吸链复合体 III 中唯一由 mtDNA 编码的亚基，其功能是接受还原型辅酶 Q 的电子，同时将电子传递给细胞色素 C，并把质子从线粒体内膜转移至膜外。显然，MTCYB 表达的变化将直接影响线粒体氧化磷酸化过程，进而影响精子 ATP 的生成，最终导致精子活力不足，妨碍精子获能和精子的受精过程，导致生育能力下降。精子线粒体的 *MTCYB* 基因缺失会影响精子获能过程，这可能是男性精子活力不足进而不育的原因之一。另外，*MTATP* 基因参与氧化磷酸过程中 ATP 合成，通过对 *MTATP* 基因在弱精子中进行检测，结果发现 *MTATP* 基因的表达或缺失会严重影响成年男性精子的活力。

COX2 亚基，COX3 亚基是由 mtDNA 编码的，其中 COX2 亚基是构成细胞色素氧化酶活性中心的组分之一，与 CuA 结合，位于线粒体胞质面与细胞色素进行反应；COX3 亚基参与氧化还原连续的质子易位过程，起重要的调节作用。精子线粒体中 COX 酶活力降低后，会引发精子 ATP 含量及精子活力下降。

本课题组通过精子 ATP 生成途径分析，为进一步探索氟化物导致精子运动能力降低的分子机制提供了参考价值。

第五节　氟中毒与精子趋化性功能

精子趋化性是指精子顺着卵细胞及其周围的卵丘细胞释放的趋化物质形成的浓度梯度找到卵细胞的过程。关于精子趋化性的研究可追溯至二十世纪六十年代中期，Miller 等人在水生无脊椎动物（如海胆、珊瑚虫等）中证实了精子趋化性的存在。对于水生生物而言，由于它们的受精是在体外进行，因此精子趋化性具有两方面的意义，一是可引导精子尽可能的游向卵子；二是趋化性具有种属特异性，可避免不同物种间相互杂交。然而关于哺乳动物精子趋化性的研究长期以来存有争议，一方面因为精子趋化性研究中极低的信噪比，二是因为各种实验条件的不成熟，以至于很多试验不能区分趋化性与其他原因引起的精子聚集。但是现在，人们已经了解到低信噪比是因哺乳动物中仅有一小部分精子具有趋化性，并在两栖类动物及哺乳动物中证实精子趋化性的存在。对于哺乳动物而言，由于其精子本身就局限于雌性生殖道内，所以并不存在物种杂交的问题。Eisenbach等研究证实，只有获能的精子才具有趋化性，且获能精子所占的比例与具有趋化性的精子所占比例十分接近，若阻断精子获能，则精子的趋化现象就会消失。现在人们逐渐认识到，精子趋化性的存在可引导获能精子至卵细胞，是确保受精过程正常进行的重要条件。

根据精子趋化性的定义，即精子在趋化物质的存在下，顺着趋化物质所形成的浓度梯度游向卵细胞的过程。所以通过趋化物形成一定的浓度梯度是实现精子趋化性功能的必要条件。最初人们发现哺乳动物的卵泡液是趋化物质，其中含有卵细胞及卵丘细胞在排卵前释放的分泌物，且在体外证实了人、小鼠、兔的精子对卵泡液具趋向作用，这种作用与卵细胞能否成功受精有着直接关系。后来又有研究发现，除了卵细胞可分泌趋化物外，卵丘细胞也可以分泌出趋化物来，并且提出了"双重趋化"的模型，即在精子到达卵及卵丘细胞复合物前，主要是靠卵丘细胞分泌物的吸引作用到达受精位点，当精子到达卵及卵丘细胞复合物后，精子便消化掉卵丘细胞，在卵细胞分泌物吸引下与卵细胞结合。目前，人们已经通过各种手段鉴定出了许多具体的趋化物质成分，比如：肝素、心房排钠肽、孕酮、乙酰胆碱、肾上腺素、降钙素等，其中，孕酮是由卵丘细胞所分泌的一类激素，是卵泡液的重要成分，其在1995年就已经被证实可引起人的精子发生聚集。

本课题组采用的是体外原位培养的小鼠卵丘细胞作为趋化源而非卵泡液或是孕酮稀释液，是因为以往不同实验室采用卵泡液作趋化源试验时曾得到了矛盾的结果。虽然研究人员曾努力寻求卵泡液的最佳工作浓度，但是我们必须认识到，卵泡液仅在排卵的瞬间才会释放，所以在体内并非一定存在着精子对卵泡液的趋化作用。通过利用体外原位培养的小鼠卵丘细胞作趋化源就可以避免上述问题，且可以更加接近体内环境。由于卵及卵丘细胞均可分泌趋化物质，且这些物质可以在整个排卵期持续不断分泌，所以我们通过将卵丘细胞铺种于微管道中，在体外培养24h后便可以形成稳定的化学浓度梯度。

关于精子趋化性的检测，其一个明显特点就是在趋化物形成的浓度梯度中精子发生聚集的现象。然而，精子的聚集还可能是因其他因素导致，比如生物化学运动性或是精子诱捕等。一个良好的趋化性检测试验要求能将趋化性与其他原因引起的精子聚集现象区分开。目前被用于检测哺乳动物精子趋化性的试验方法主要有以下四类：

第一类，记录精子运动方向的试验。该方法是研究精子趋化性最直接、最有效的试验方法，即通过录像记录精子的运动轨迹来判断其趋化性。这种方法可将精子的趋化性与化学激活作用及其他因素导致的精子聚集有效低区分开来。

第二类，精子逆化学浓度梯度聚集性试验。该方法的特点是利用精子对逐渐降低的化学浓度梯度的逆反应检测精子趋化性。试验方法主要是将精子重悬于含有趋化物的溶液中，然后将装有趋化物溶液或是装有空白缓冲液的毛细管浸入上述悬液中，若精子就有趋化性，则当毛细管中为空白缓冲液时精子可感受到下降的化学浓度梯度，于是向毛细管中聚集的趋势会相对较弱，反之，当毛细管中为趋化物溶液时，由于不存在化学浓度梯度，所以精子朝毛细管中聚集的趋势会相对较高。由于该试验方法是通过检测精子游离趋化物的趋势而非游向趋化物的趋势，故可避免化学激活作用及单纯精子捕获效应的干扰。

第三类，精子逆化学浓度梯度聚集性试验。该方法与逆化学浓度梯度聚集性试验原理相似，只是方法相反，是通过检测精子是否能感受到逐渐升高的化学浓度梯度并向趋化源或者其附件聚集。此方法中一般需要两个腔体，一个装精子悬液，另一个装趋化物溶液，二者通过毛细管连接，依靠扩散作用便建立起了化学浓度梯度，若精子具有趋化性，则会游向浓度较高的区域。此外还可直接将装有趋化物质的毛细管浸入精子悬液中。此方法的缺点是不能将趋化性与化学激活作用及精子捕获很好的区分开。

第四类，选择性试验。指将精子悬液放置于对称的几何结构中心，同时在其周围放置不同的趋化源，精子便游向不同的管道。该方法可将趋化性与化学激活作用区分开，但不能将趋化性与精子捕获很好的区分开。

本课题组在与清华大学程京院士的合作研究中，开发了一款精子趋化性检测微流控芯片（Xie 等，2010），如图 4-16 所示。该检测装置的特点在于模拟了正常女性的生殖道的结构，利用体外原位培养的小鼠卵丘细胞作为趋化源，使检测过程更接近体内真实的环境。该芯片将精子的活力筛选和趋化性筛选很好的结合起来，通过精子入口池、活力筛选管道、缓冲腔及双分叉的趋化性测试管道四大部分的组合，模拟了正常女性的生殖道功能。其中，活力筛选管道的作用是用来模拟女性阴道对精子活力的筛选；缓冲池相当于女性的子宫；双分叉趋化测试管道相当于女性输卵管。微流控管道各项尺寸参数：精子入口池的直径为 4mm；活力筛选管道的长度，即精子入口池和缓冲腔两圆心间的距离为 9mm，宽度为 1mm；缓冲池的直径为 2.5mm；双分叉管道的长度，即缓冲池和出口池的圆心距离为 5mm，宽度为 1mm；出口池的直径为 4mm。图 4 – 17 所示为微流体芯片出口池中培养了 24h 后正常生长的卵丘细胞。从图中可以看出，卵丘细胞自由伸展，贴壁，生长状态良好。

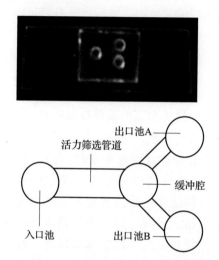

图 4 – 16 精子趋化性检测微流控芯片及筛选管道的设计图

图 4 – 17 微流体芯片出口池中培养 24h 后正常生长的卵丘细胞

不同剂量 NaF 对小鼠精子趋化性功能影响的测定结果如图 4 – 18 所示。结果显示，检测结果显示，与对照组相比，100mg/L 和 150mg/L NaF 组中具有趋化性的精子所占的比例明显降低。根据已有报道表明，小鼠中具有趋化性的精子比例范围在 7% ~ 13%（Koyama 等，2006），而在试验中我们所得到的具有趋化性的精子所占的比例依次是 10.08%，8.66%，6.85%，5.52%，这些数据表明，NaF 影响了小鼠精子的趋化性功能，并且其损害作用随着 NaF 剂量的升高而增强。

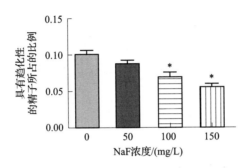

图 4 – 18　不同剂量的 NaF 对小鼠精子趋化性功能的影响

注：$n = 5$；mean ± SEM，＊表示 $p < 0.05$，与对照组相比

尽管精子的趋化性现象已经被人们所证实，但是对其分子机理的研究到目前为止仍然不够全面。精子趋化性最早是在拥有体外受精特点的海洋动物中发现的，故对其分子机制的研究开始的也较早，其中，在对海胆精子趋化性的研究过程中，人们建立起了相对比较成熟的基于鸟苷酸环化酶（GC）的趋化模型，即当海胆精感受到环境中的海胆卵肽后，其精子鞭毛表面的鸟苷酸环化酶受体就会被激活，进而导致精子中的环鸟苷酸含量升高，引发精子中 Ca^{2+} 离子瞬时短暂内流，于是导致精子鞭毛发生不对称的摆动，改变其运动方向。基于目前关于哺乳动物精子趋化性分子机制的大量研究表明，哺乳动物的精子趋化性功能的实现可能涉及一些趋化受体的识别和趋化物质引起的胞内钙离子浓度的变化，大致可概括为：趋化物质与精子细胞膜上相应的嗅觉受体结合，激活嗅觉受体偶联的 G 蛋白，引起细胞内腺苷酸环化酶含量升高，Ca^{2+} 内流，继而精子的运动发生改变。

在精子的发生、成熟及获能等诸多过程中，Ca^{2+} 均起着非常重要的作用，它不仅可以调控精子的运动、参与精子的获能、触发精子的超激活运动及作为顶体反应的第二信使，同时它还在精子趋化性运动的起始过程中起着关键性作用。有研究显示，当用趋化物质刺激人的精子时，会引起精子中短暂的 Ca^{2+} 内流。此外，位于精子细胞膜上的腺苷酸环化酶对于精子的趋化性功能也起着关键作用，研究发现当使用一种特殊的抑制剂（SQ22536）将腺苷酸环化酶的活性抑制后，精子的趋化性现象将被抑制。精子发生趋化性运动时，细胞中腺苷酸环化酶含量的高低可能与精子细胞中 Ca^{2+} 的内流有着联系。所以我们检测了小鼠精子细胞中的 Ca^{2+} 浓度及腺苷酸环化酶（AC）的含量，图 4 - 19 和 4 - 20 显示，100mg/L 和 150mg/L 氟组的 Ca^{2+} 浓度及 AC 的含量与对照组相比明显降低，且差异显著，而 50mg/L 氟组无显著性变化。这说明过量的氟会导致精子趋化性功能降低可能与精子细胞中腺苷酸环化酶的含量及 Ca^{2+} 浓度的降低有关。

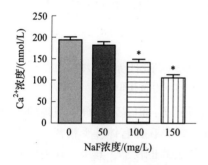

图 4 - 19　不同剂量 NaF 对
小鼠精子中 Ca^{2+} 浓度的
注：$n = 5$；mean ± SEM，＊表示
$p < 0.05$，与对照组相比

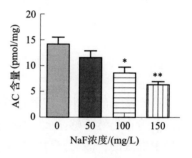

图 4 - 20　不同剂量 NaF 对
小鼠精子中 AC 含量的影响
注：$n = 5$；mean ± SEM，＊表示
$p < 0.05$，＊＊表示 $p < 0.01$，
与对照组相比

精子趋化现象是在 G 蛋白偶联嗅觉受体介导的一系列级联反应下发生的，这一过程中会产生很多中间物质，其中就包括产生多种亚型的跨膜腺苷酸环化酶（mAC）、G_{olf} 亚基等。Spehr 等（2004）通过采用免疫细胞化学技术发现在细胞上的不同位置上存在有不同的 mAC 亚型，他们在精子的头部及中部区域发现了 mACⅢ，而 mACVⅢ主要集中在精子的尾部即鞭毛部分，与此同时，他们还在精子的中部及尾部发现了大量的 G_{olf} 亚基。这些亚型的空间排布恰好与趋化物引起的钙离子内流相对应，此外，

他们通过采取 mAC 抑制剂抑制 mAC 活性的方法证实了其对精子趋化性功能的重要作用。

$AC\ Ⅲ$，$ACV\ Ⅲ$，$G_{olf\ alpha}$，$CatSper1$，$CatSper2\ mRNA$ 定量表达结果见图 4 - 21。结果显示，$CatSper1\ mRNA$ 的表达量降低，且 100mg/L 和 150mg/L NaF 组与对照组相比差异显著，依次降低了 25.8%、31.5%，而 50mg/L 氟组与对照组相比无显著性变化；$AC\ Ⅲ$，$ACV\ Ⅲ$，$G_olf - α$，$CatSper2\ mRNA$ 的表达量与对照组相比均无显著性差异。

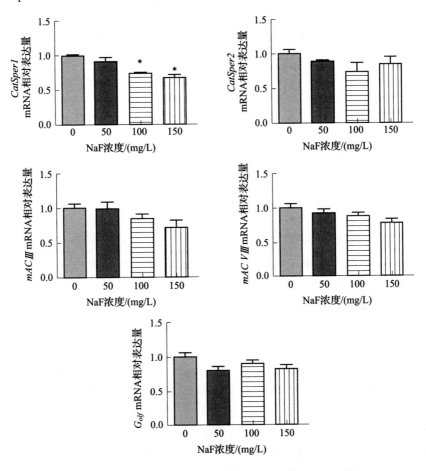

图 4 - 21　不同剂量 NaF 对小鼠精子 $mAC\ Ⅲ$、$m\ ACV\ Ⅲ$、
$G_{olf\ alpha}$、$CatSper1$、$CatSper2\ mRNA$ 表达的影响

注：$n = 3$；mean ± SEM，* 表示 $p < 0.05$，与对照组相比

第六节　氟对精子染色质结构的影响

精子核内的染色质承载着雄性个体的遗传密码，当精子与卵子结合形成受精卵时，精子将核内的遗传信息传递给子代，保证胚胎发育。因此，精子染色质畸变或核不成熟，均可导致胚胎发育异常或终止。Gu 等（2009）研究发现，精子染色质异常对传统体外受精结果具有不良影响。即使授精，由于染色质的异常，精子核不能正常解聚，从而影响雄原核的形成及其与雌原核的融合；也可使过量的精子源性组蛋白再次被包装入受精卵染色质中，妨碍卵裂时染色体的行为及胚胎发育过程中基因的表达与调控，使胚胎发育异常造成早期夭折而流产（Wu 等，2000）。在精子细胞阶段，精子细胞核由圆形变为长形，核高度浓缩，形成长形精子细胞，进入附睾后进一步成熟，形成成熟的精子。这一过程涉及组蛋白被精蛋白替代、蛋白质的二硫键形成等生物过程。

睾丸精子发生过程中，精原细胞和精母细胞内的核蛋白主要为体细胞型的组蛋白，富含赖氨酸。但到精子细胞阶段，则组蛋白将逐渐被富含精氨酸与胱氨酸的鱼精蛋白所取代。鱼精蛋白能中和 DNA 电荷，并能抑制RNA 的合成，也即抑制了基因表达。精子核携带着全部来自父方的遗传信息，这些基因必须在受精后才开始表达。在受精前精子基因在鱼精蛋白特殊保护下，紧密浓集，无任何 DNA 转录作用，无疑有重要生理意义。核蛋白组型转换缺陷或异常可引起男性不育或胚胎早期夭折流产，其机理为：① 使精子DNA 不稳定，易受损伤而不能受孕；② 一旦受精，由于核蛋白组型异常，精子核不能正常解聚，从而影响了雌雄原核的融合；③ 胚胎不能正常发育，造成胚胎夭折而流产。

1983 年，Terquem 和 Dadoune 首次报道了运用酸性苯胺蓝试验来检验精子染色质浓缩。因为组蛋白中含有丰富的赖氨酸残基，所以可用显示赖氨酸的苯胺蓝染色法作为评价核内组蛋白的相对含量，以了解精子核的成熟状况。正常发育成熟的精子核高度浓集，苯胺蓝染料分子不易进入核内，精子不着色；而富含组蛋白的不成熟精子被染为深蓝色（Wong 等，2008）。图 4 - 22 和 4 - 23 为小鼠睾丸及精子的苯胺蓝染色，显示核型转换异常的精子，头部被苯胺蓝染为蓝色。表 4 - 7 显示苯胺蓝染色精子的百分率对染毒剂量的增加成剂量依赖性升高，其中 70mg/L 和 150mg/L NaF 组差异显著，表明过量氟干扰了组蛋白 – 精蛋白取代反应（HPRR），致使精子染色质受损，浓缩不紧密，不成熟的精子数增加。

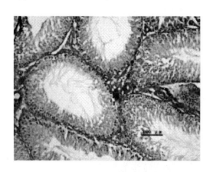

图 4 – 22　睾丸的苯胺蓝染色结果，从外向内显示随着组蛋白被鱼精蛋白替换，蓝色越来越淡

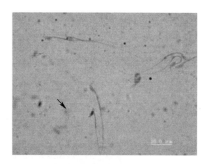

图 4 – 23　精子的苯胺蓝染色结果，图中箭头所示为核型转换异常的精子，头部被苯胺蓝染为蓝色

表 4 – 7　　　对照组、低氟组、中氟组和高氟组中红色荧光精子及苯胺蓝染色精子的百分率（$n = 8$；mean ± SE）

组别	红色荧光精子/%	苯胺蓝染色百分率/%
对照组	5.13 ± 0.54	3.6 ± 0.4
30mg/LNaF	5.20 ± 0.44 *	3.8 ± 0.3
70mg/L NaF	19.13 ± 2.15 *	8.6 ± 0.5 *
150mg/L NaF	20.67 ± 2.03 *	7.8 ± 0.4 *

注：* 表示 $p < 0.05$，与对照组相比差异显著。

核 DNA 的完整性遭到破坏，就会直接影响精子受精能力和受精后原核的形成、胚胎着床及后代的身体健康。精子 DNA 完整性可通过单细胞凝胶电泳试验（SCGE）、原位标记法、精子染色质结构分析法（SCSA）、精子染色质扩散试验（SCD）等进行检测。其中，由 Evenson 等在 1980 年提出，用热或酸处理精液使精子 DNA 变性以评估精子 DNA 的稳定性，可定量检测精子 DNA 损伤。此方法利用吖啶橙（AO）的异染性来区分变性与正常的精子 DNA，变性的单链 DNA 发出红色荧光，正常的双链 DNA 则为绿色荧光，结果可由荧光显微镜或流式细胞仪分析。

现已证明染色质结构损伤与精子形态及精液参数之间呈明显的相关

性。本课题组通过 SCSA 检测发现，70mg/L 和 150mg/L NaF 组的红色荧光精子与对照组相比显著升高（表4-7），可以肯定的是，小鼠精子DNA 的完整性已遭到破坏，这就不难解释为什么氟会使精子的畸形率升高，因为已有研究表明核蛋白转型障碍可影响精子核染色质的正常凝聚和稳定性，易受损伤或造成精子头部形态异常，形成畸形精子（图4-24）。

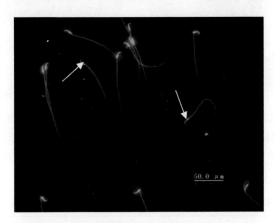

图4-24　精子染色质结构分析试验结果，图中箭头所示的精子
为染色质结构异常的精子，其他精子为正常精子

精核蛋白又称鱼精蛋白，相对分子质量为 4000～7000，是在晚期精子细胞中出现的一类富含精氨酸和半胱氨酸的碱性蛋白质，其中精氨酸的含量达 40%～70%。由于富含精氨酸，精蛋白带有大量的正电荷，与带有负电荷的父本 DNA 紧密结合形成浓缩的染色质。已知在哺乳动物有两种类型的精蛋白，P1 和 P2 家族，P1 存在于所有的哺乳动物，P2 家族包括 P2、P3、P4，它们仅存在于某些哺乳动物，如人类、小鼠等。P1 和 P2 家族的基因位于 16 号染色体上，P1 可以直接合成成熟的蛋白质，而 P2 家族成员需要先合成 P2 前体，经过 N 端的加工形成不同的家族成员。有证据表明精蛋白最初来源于组蛋白 H1。

1976 年，Sliverstroni 等报道了少精子症不育患者的成熟精子缺乏精蛋白成分，提出这是由于精蛋白异常或缺失，即在精子发生过程中组蛋白未被精蛋白取代，出现了精核蛋白转型障碍所导致的，从而首次提出精蛋白与不育的关系。目前认为精蛋白可对精子染色质的凝聚、精子遗传信息的保护及受精后胚胎的正常发育有重要作用。精蛋白对父本基本组的包裹使得精子的形状更符合流体力学，游动速度更快，受精时间缩短。在受精过程中，由于精蛋白的异常引起精子核不能正常解聚，进一步影响雄原核的形成及其与雌原核的融合；如果精蛋白异常导致精子源性组蛋白再次被包装入受精卵染色质中，妨碍卵裂时染色体的行为及胚胎发育过程中基因的表达与调控，使胚胎发育异常，从而间接地影响了受精及胚胎发育。

Aoki 等（2006）报道人精子中的 Prm1 和 Prm2 蛋白含量与其 mRNA 含量有相关性，随后 Steger 等（2008）发现正常精液样本的 *Prm1* mRNA/*Prm2* mRNA = 1:1.7（$n = 10$），而不育样本的 *Prm1* mRNA/*Prm2* mRNA = 1:1（$n = 95$）。我们通过 QRT‑PCR 技术对精子中 *Prm1*mRNA 和 *Prm2* mRNA 含量进行了测定（图 4‑25），结果发现在 70mg/L 和 150mg/L 氟组两种精蛋白的 mRNA 含量都显著降低，高氟组的 *Prm1/Prm2*（1.14）显著低于对照组（1.52），提示小鼠精子中精蛋白在转录水平上受到氟的影响，是否蛋白水平上也有所调节需要更多的试验来证明。

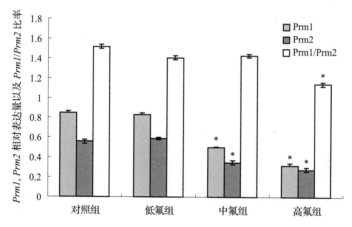

图 4‑25　NaF 暴露 49d 后对照组、低氟组、中氟组和高氟组小鼠精子
Prm1 和 *Prm2* mRNA 表达量及 *Prm1/Prm2* 比率结果

注：$n = 5$；mean ± SE，*表示 $p < 0.05$，与对照组相比差异显著

硫醇和硫酚的官能团 –SH 称作巯基，二硫化合物的官能团 –S–S–称作二硫键，是通过两个（半胱氨酸）巯基的氧化形成的共价键。通过鱼精蛋白与 DNA 的相互作用，使 DNA 紧密地排列在有限的空间内，使精子核高度致密；此外，有资料显示从附睾头到附睾尾的过程中，硫醇被氧化成二硫键，分子中的半胱氨酸能通过形成分子间或分子内的二硫键，使

核结构更趋稳定。精子基因在这种精子特有碱性蛋白保护下处于相对稳定状态，从而暂时失去 DNA 的转录与 RNA 的合成，而这也正是成熟精子的特征。本课题组发现 70mg/L、150mg/L NaF 可显著降低小鼠精子总巯基含量（图 4-26），这从一个侧面反映出染色质的包裹过程受到氟的干扰，至于氟对精子中二硫键的影响还需进一步的研究证实。

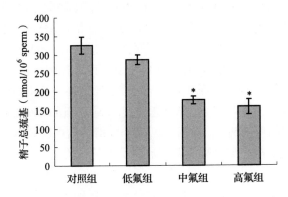

图 4-26　NaF 暴露 49d 后对照组、低氟组、中氟组和
高氟组小鼠精子中总巯基的含量

注：$n = 5$；mean ± SE，＊表示 $p < 0.05$，与对照组相比差异显著

第七节　氟对精子氧化应激与凋亡的影响

一般认为，氟通过促进产生自由基，抑制抗氧化酶类活力，导致脂质过氧化作用增强是氟中毒引起机体损害的主要机理。本实验室已在动物的脑、睾丸、脾脏、肾脏、成骨细胞等方面验证了氟的氧化损伤作用。活性氧（ROS）是属于自由基类的高度活跃的氧化物。自由基是指具有一个或多个未配对电子的任何原子或分子。其实，ROS 是正常的细胞代谢产物，当机体内 ROS 的生成超过自身抗氧化能力时就会发生氧化应激，造成细胞损伤，同时激活细胞凋亡信号级联反应，一旦激活，就会造成细胞基质的分解，引起细胞凋亡。

过量 ROS 引起的氧化应激与精子功能的受损和不育密切相关。研究证明过量 ROS 影响精子运动能力和 DNA 完整性。一些外界因素，如吸烟、饮酒、化学物质、辐射等造成精子、精浆 ROS 生成增多或抗氧化物减少，引发精子的氧化应激损伤，是男性不育的重要原因之一。其实，ROS 有助于精子获能和顶体反应，但高浓度的 ROS 则会造成精子 DNA 的损伤，导致精子 DNA 产生单链或双链的断裂，25% ~ 40% 的不育患者精液中存在高水平的 ROS。此外，精子染色质组装缺陷也可引起 DNA 损伤，因为在精子发生过程中，染色质的组装需要内源性核酶（拓扑异构酶Ⅱ）参与，以建立和连接 DNA 缺口，有助于组蛋白被精蛋白替换过程中释放扭力和染色质重组，但也可能造成精子发生异常或 DNA 的损伤。同时有研究表明不育症病人先是表现为鱼精蛋白的缺乏，致使 DNA 包裹出现问题，易受 ROS 攻击，然后才是氧化应激发挥破坏作用。

ROS 是正常的细胞代谢产物，它在机体内参与了膜脂质、蛋白质中氨基酸、核酸中碳水化合物的氧化反应，其可攻击细胞脂质、蛋白质和 DNA。精子中的 ROS 包含氧离子、自由基和过氧化物。ROS 在机体内参与了膜脂质、蛋白质中氨基酸、核酸中碳水化合物的氧化反应。当机体内 ROS 的生成超过自身抗氧化能力时就会发生氧化应激，造成细胞损伤，研究发现过量 ROS 引起的氧化应激与精子功能的受损和不育密切相关（图 4 - 27）。氧化应激是 ROS 含量和总抗氧化能力（TAC）失调的结果，在 TAC 中，SOD、过氧化氢酶和谷胱甘肽过氧化物酶是精子中对抗氧化侵蚀的酶类，它们的缺乏和雄性不育存在关联。

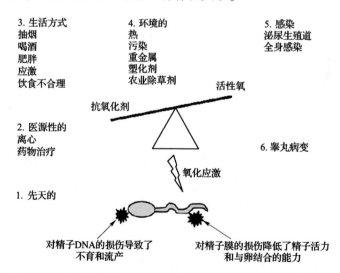

图 4 - 27 氧化应激的平衡及对精子的损伤（TremellenK，2008）

本课题组通过摄氟 49d 后小鼠精子中 ROS 和 TAC 的变化反映出氟对精子氧化应激状态的影响。如表 4 – 8 所示，结果显示与对照组相比，150mg/L 氟组中 ROS 显著升高，而 TAC 含量显著降低。

表 4 –8　NaF 暴露 49d 后对照组和高氟组小鼠精子 ROS 和 TAC 变化
以及精子凋亡结果（$n = 8$；mean ± SE）

组别	活性氧 ROS（% of control）	总抗氧化能力/（mmol/g）	早期凋亡精子/%	晚期凋亡精子/%	凋亡精子/%
对照组	1.00 ± 0.12	0.45 ± 0.02	3.97 ± 0.53	11.77 ± 0.72	15.74 ± 0.76
150mg/L	1.73 ± 0.16 *	0.25 ± 0.02 *	4.08 ± 0.63	15.59 ± 1.02 *	19.67 ± 0.60 *

注：* 表示 $p < 0.05$，与对照组相比差异显著

前期大量研究证明氟可严重影响睾丸组织中 SOD、过氧化氢酶和谷胱甘肽过氧化物酶的活力等氧化应激指标（Ghosh 等，2002；Wang 等，2009），同时抗氧化剂的添加可缓解氟的生殖毒性作用。Izquierdo – Vega 等（2008）给大鼠口服 5mgNaF/kg/d，持续 8 周，结果精子的 SOD 活力显著降低了 33%，超氧自由基 O_2^- 升高了近 40%，线粒体跨膜电位降低 33%，过氧化物反应产物丙二醛（MDA）含量升高 50%，与对照组相比，精子的体外受精能力分别为 13% 和 71%，实验证实由于氟致精子氧化应激损伤和线粒体跨膜电位的丢失，最终导致大鼠体外受精能力下降。氟显著升高了精子中 ROS 含量，同时显著降低了 TAC 含量，这应该是氟致使雄性动物生殖力降低的原因之一。

一般来说，ROS 主要来源于未成熟的精子，但是头部、中段、尾部畸形的精子也与高的 ROS 含量有关。氟可引起精子畸形率显著升高，这就为 ROS 的生成提供了病理基础。此外，由于精子膜含有大量的不饱和脂肪酸，ROS 也可攻击膜结构，造成脂质过氧化，破坏其完整性，最终通过破坏轴丝的结构影响精子活力，影响与卵子结合的能力；另外，ROS 对线粒体的直接损伤致使能量代谢障碍也是精子活力下降的原因之一。

相对于雌性配子，含有 Y 染色体的核 DNA 的雄性配子更易遭受损伤，因为其缺少重组修复过程，单倍体不能补回丢失的基因组信息，相应的，Y 染色体的缺失或少量缺失就能导致子代的不育，研究发现含有高频率 DNA 损伤的精子样本表现出降低的胚胎分裂率和胚胎质量。DNA 的完

整性对于子代的健康是重要的。氟的生殖毒性对性别的差异还需要更广泛的流行病学调查和实验室研究的支持。

细胞凋亡（apoptosis），也称程序性细胞死亡（PCD），是多细胞生物普遍存在的细胞死亡形式之一，与缺氧、缺血、感染等因素强烈作用下细胞肿胀、崩解、坏死的被动过程不同，细胞凋亡是内在程序控制的、主动的细胞死亡，是生物体在漫长的进化过程中获得的一种由固定"自杀"程序来启动的细胞内部发生的程序性解体，是机体在生理条件下受刺激后经过多种途径的信号传递导致活体细胞产生一系列形态和生物化学方面的改变而引起的细胞死亡，具有重要的生理和病理意义。

氟是一种原生质毒物，可以诱导机体不同组织发生细胞凋亡。近年来细胞凋亡在氟中毒发病机制中的作用越来越引起广泛的关注，人们已从多方面探讨了氟化物诱导细胞凋亡的作用机制。通过研究发现氟可诱导肺泡巨噬细胞、齿龈成纤维细胞、肾细胞、肝细胞、成骨细胞、神经细胞乃至生精细胞凋亡。崔留欣等（2004，2005）通过光镜和 TUNEL 对雄性大鼠腹腔注射 NaF（10mg/kg、20mg/kg）28d 和 38d 后生精细胞凋亡检测表明，NaF 可诱导大鼠睾丸生精细胞凋亡，且存在一定的时间 – 剂量 – 反应关系。本实验室张建海（2007）、黄崇（2006）、王彬（2011）通过TUNEL 和流式细胞技术（FCM）检测发现氟暴露下小鼠、大鼠各级生精细胞均存在凋亡现象。

未成熟精子产生的 ROS 引起的氧化损伤能激活细胞凋亡信号级联反应，一旦激活，就会造成细胞基质的分解，引起细胞凋亡。细胞凋亡，也就是程序性细胞死亡，在哺乳动物精子发生过程中是正常存在的，以确保细胞的稳定性以及生殖细胞和支持细胞之间的平衡。细胞凋亡的特征是核染色质的浓缩和破裂，胞质细胞器的压紧，内质网的膨胀，细胞体积的减小和质膜的改变，这些变化导致凋亡细胞最终被识别和吞噬。磷酯酰丝氨酸（phosphatidylserine，简称 PS）作为一种凋亡标记物，已经被证实存在于精子凋亡中；而且在正常精液中有 20% 的凋亡精子。Annexin V 选择性结合 PS，PS 主要分布在细胞膜内侧，即与细胞浆相邻的一侧。在细胞发生凋亡的早期，不同类型的细胞都会把 PS 外翻到细胞表面，即细胞膜外侧。用带有绿色荧光的荧光探针 FITC 标记的 Annexin V，即 Annexin V – FITC，就可以用流式细胞仪或荧光显微镜非常简单而直接地检测到 PS 的外翻这一细胞凋亡的重要特征。碘化丙啶可以染色坏死细胞或凋亡晚期丧失细胞膜完整性的细胞，呈现红色荧光。对于坏死细胞，由于细胞膜的完整性已经丧失，Annexin V – FITC 可以进入到细胞浆内，与位于细胞膜内侧的 PS 结合，从而也使坏死细胞呈现绿色荧光。我们采用流式细胞术结合 Annexin V – FITC 和 PI 双染法检测精子凋亡率。

图 4 – 28 为流式细胞仪检测精子细胞凋亡率的图片，150mg/L 氟组中 B 区及 D 区荧光信号明显强于对照组，说明精子凋亡率升高。与对照组相比，精子晚期凋亡率及总凋亡率显著升高，精子早期凋亡率出现升高的趋势，但无统计学差异（表 4 – 8）。提示 150mg/L NaF 对精子凋亡影响严重。

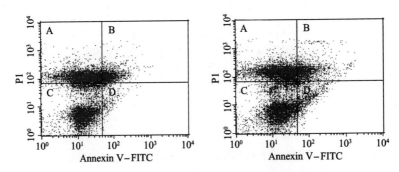

图 4 – 28　Annexin V 和 PI 染色的流式细胞仪分析图
左侧为对照组，右侧为高氟组

图中象限 A 表示坏死精子，PI 染色，Annexin V – FITC 未染；象限 B 表示凋亡精子，PI 染色，
Annexin V – FITC 染色；象限 C 表示有活性的精子，PI 未染，Annexin V – FITC 未染；
象限 D 表示早期凋亡精子，PI 未染，Annexin V – FITC 染色

为了深入探讨氟对精子凋亡的影响，我们检测了细胞色素 c 和 caspase – 3 的蛋白含量变化。Caspase（半胱氨酸天冬氨酸蛋白酶）是一类半胱氨酸蛋白水解酶类，它们引发哺乳动物的细胞凋亡。Caspase 涉及广泛的雄性不育的发病机制，如精子发生的损伤、精子活力的降低、精子 DNA 片段的增加等。Caspase – 3 是细胞凋亡级联反应中主要的执行者，它通过生成断裂的 DNA 链来执行最后的细胞解体，被认为是最重要的 caspase。与高活力的精子相比，低活力的精子表现出含有更多的有活性的 caspase – 3（17ku）和无活性的 caspase – 3（32kDa）。精子富含线粒体，其完整性可通过细胞色素 c 在内膜间隙的存在来确定，一旦大量细胞色素 c 被释放出来，就有可能引起细胞凋亡，造成 DNA 损伤。

我们通过免疫荧光技术观察到精子中细胞色素 c 主要表达于精子尾部

中段，精子的 caspase - 3 有同样的发现。实验结果符合细胞色素 c 和 caspase - 3 在精子中的表达实际。

图 4 - 29 是 Western blotting 定量检测对照组和高氟组小鼠精子中细胞色素 C 和 caspase - 3 的蛋白表达量。结果显示，与对照组相比，高氟组中精子细胞色素 C 及 caspase - 3 的蛋白表达均显著升高。

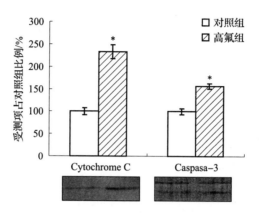

图 4 - 29　NaF 暴露 49d 后对照组和高氟组中，小鼠精子细胞色素 C 和
活性 caspase - 3 蛋白的定量检测结果

注：＊表示 $P < 0.05$，与对照组相比差异显著

过量氟可能通过升高精子中 ROS 含量，降低 TAC，从而引起氧化损伤，导致精子膜的完整性遭到破坏，线粒体结构受到损伤，触发线粒体凋亡通路来诱导精子凋亡，初步证明了氟与精子中氧化应激和细胞凋亡的关系，但同时仍有许多问题等待着进一步研究。例如：低剂量氟化物是否也能引起精子凋亡，这个最低剂量是多少；除了线粒体通路，氟是否还存在其他通路诱导精子凋亡；ROS 能否作为一个氟致精子损伤的标志物应用于临床与科学研究中仍需要更广泛的证明。

第八节　氟暴露动物精子蛋白质组分析

众所周知，蛋白质是构成细胞和生物体的重要组成物质，是生命活动的体现者，几乎所有的环境因子对机体的生理和病理反应都依赖于蛋白质，并引起蛋白质的相应变化，生物体功能的多样性更多的体现在蛋白质组而不是基因组。蛋白质组是指由一个基因组，或一个细胞、组织表达的所有蛋白质。蛋白质组学的研究不仅能为生命活动规律提供物质基础，也能为众多种疾病机理的阐明及攻克提供理论根据和解决途径。二维电泳结合质谱技术现在已成为蛋白质组学研究的经典工具，差异蛋白质组学是蛋白质组学研究的一种重要研究策略，着重于筛选和鉴定不同种类或状态下各样本之间蛋白质组的区别与变化。双向电泳技术联合质谱技术被公认为是目前蛋白质组研究技术的标准。

双向电泳技术（2DE）是依据蛋白质的等电点和相对分子质量的不同，在 IPG（immobilized pH gradientgel）胶上进行水平方向的电泳，然后在十二烷基磺酸钠 – 聚丙烯酰胺（SDS – PAGE）胶上进行垂直方向的电泳分离，进一步对整个 SDS – PAGE 胶上的所有蛋白点染色、扫描和软件分析，找出差异蛋白点，质谱分析鉴定这些差异蛋白点，在蛋白数据库对比检索质谱得到的信息，进而完成对蛋白质的鉴定和后期验证，现在 2DE 是蛋白组学研究中最常用的技术。

双向电泳技术建立于 1975 年，经过 30 多年的改进和发展，一块蛋白质双向电泳凝胶能分离到 1000 ~ 3000 个蛋白质，最高可分辨 11000 个蛋白质，pI 差别小于 0.003 个 pH 单位也可以被分辨，该技术已成为分析复杂蛋白混合物的基本工具，也成为目前从蛋白质组学水平上探究各种环境化合物引起人或动物各系统和组织中蛋白质差异表达的前沿技术之一。

质谱分析（MS），是先将蛋白质离子化，根据质荷比确定相对分子质量来鉴定蛋白质。质谱法可分为两种，即基质辅助激光解析电离质谱法（MALDI – TOF – MS）和电喷雾电离质谱法（ESI – MS），质谱技术已经非常发达，目前达到常规检测分子量超过 200Ku 的肽和蛋白其精度可达 10^{-6} 级。

本课题组为了探究氟对精子蛋白质组的影响，借助双向电泳和质谱分析技术展现了氟中毒小鼠精子蛋白质组的变化，结果见图 4 – 30 至图 4 – 35，各图蛋白点分离效果比较好，图像分辨率较高，没有横纵向条纹拖尾现象，达到比较理想的电泳效果。

挑选共同变化的差异表达蛋白进行质谱鉴定，结果见表 4 – 9，其中醛糖还原酶相关蛋白（Akrlb7）、转铁蛋白（Tf）、谷胱甘肽 S 转移酶（Gstm5）与精子的形态功能有密切的关系，于是我们利用分子功能注释系统 MAS3.0 又对这三个蛋白进行了功能注释（图 4 – 36），涉及了糖代谢、谷胱甘肽代谢、异源物质代谢、氧化还原、急性期反应、离子转运等代谢过程，为进一步揭示氟的精子毒性分子机理提供了参考价值。

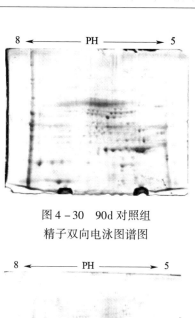

图 4 - 30　90d 对照组
精子双向电泳图谱图

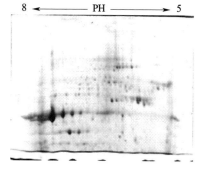

图 4 - 31　90d 30mg/L NaF 组
精子双向电泳图谱

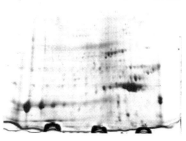

图 4 - 32　90d 150mg/L NaF 组
精子双向电泳图谱图

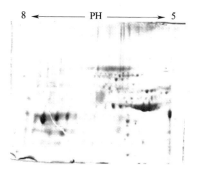

图 4 - 33　180d 对照组
精子双向电泳图谱

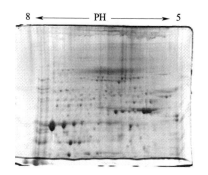

图 4 - 34　180d 30mg/L NaF 组
精子双向电泳图谱图

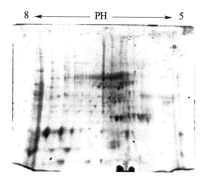

图 4 - 35　180d 150mg/L NaF 组
精子双向电泳图谱

表 4 – 9　　小鼠精子差异蛋白点质谱鉴定结果

Spot number 蛋白点	Protein Name 蛋白名称	Accession No. 登录号	Protein MW 蛋白质的理论分子量	Protein PI 蛋白质理论等电点	Protein Score 蛋白评分	Protein Score C.I.% 蛋白评分可靠程度	Total Ion Score 总离子评分	Total Ion C.I.% 总离子评分可靠程度	Pep. Count 肽段数量	Intensity Matched 匹配强度	Database 数据库	Tendency 趋势
1	Aldose reductase-related protein 1 醛糖还原酶相关蛋白1	gi｜160415215	36136.8	6.77	311	100	209	100	15	19.323	musculus	↓
2	Serotransferrin precursor 血清铁传递蛋白前体	gi｜20330802	78840.5	6.94	263	100	131	100	24	12.979	musculus	↑
3	Transferrin 转铁蛋白	gi｜17046471	78794.5	6.92	316	100	153	100	27	25.247	musculus	↑
4	GTPase IMAP family member 4 isoform a GTP酶IMAP家族成员4同工型a	gi｜28416440	38362.5	5.94	64	88.715			14	5.753	musculus	↓

5	Glutathione S - transferase Mu 5 谷胱甘肽 S 转移酶 Mu	gi	6754086	27016.4	6.82	743	100	601	100	19	47.413	musculus	↑
6	Inhibitor alpha1 抑制剂 α1	gi	224114	23915.4	6.13	79	99.659	49	99.409	6	6.446	musculus	←
7	AnnexinA13 膜联蛋白 A13	gi	23956196	36070.4	5.72	121	100	58	99.91	13	13.799	musculus	→
8	Dihydrolipoyllysine - residue acetyltransferase component of pyruvate dehydrogenase complex, mitochondrial 丙酮酸脱氢酶复合体的二氢脂酰赖氨酸残基乙酰转移酶组件	gi	146325018	68468.9	8.81	353	100	302	100	12	23.091	musculus	←
9	Adenylate kinase isoenzyme 1 isoform 2 腺苷酸激酶同工酶 1 同工型 2	gi	311771692	21640.2	5.67	275	100	224	100	9	20.927	musculus	→

133

续表

Spot number 蛋白点	Protein Name 蛋白名称	Accession No. 登录号	Protein MW 蛋白质的理论分子量	Protein PI 蛋白质理论等电点	Protein Score 蛋白评分	Protein Score C.I.% 蛋白评分可靠程度	Total Ion Score 总离子评分	Total Ion C.I.% 总离子评分可靠程度	Pep. Count 肽段数量	Intensity Matched 匹配强度	Database 数据库	Tendency 趋势
10	Annexin A4 膜联蛋白 A4	gi|161016799	36178.2	5.43	609	100	485	100	19	34.129	musculus	
11	Triosephosphate isomerase 磷酸丙糖异构酶	gi|226958349	32684.5	5.56	145	100	101	100	9	4.64	musculus	
12	Phosphoglycerate kinase 2 磷酸甘油酸酯激酶 2	gi|226246531	45223.4	6.36	133	100	117	100	6	10.781	musculus	
13	Proteasome（prosome，macropain）subunit, alpha type 3 蛋白酶体亚基，α-3型	gi|148704617	13279.7	9.01	148	100	83	100	9	9.445	musculus	
14	gamma-actin 肌动蛋白	gi|809561	41334.6	5.56	390	100	357	100	8	13.492	musculus	

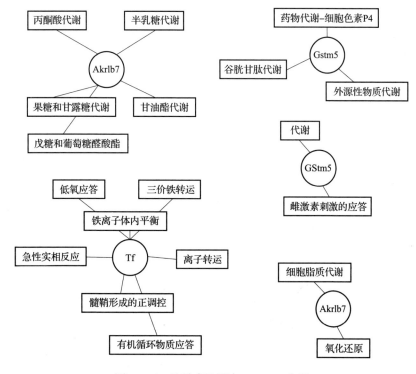

图 4 - 36 差异表达蛋白 MAS3.0 分析

第九节 氟暴露动物精子基因表达谱分析

1986 年美国科学家 Thomas Roderick 提出了基因组学（Genomics），指对所有基因进行基因组作图（包括遗传图谱、物理图谱、转录图谱），核苷酸序列分析，基因定位和基因功能分析的一门科学。随着人类基因组计划的完成以及分子生物学技术的迅猛发展，越来越多的动植物和微生物基因组序列得以测定。

基因芯片是基因组学研究的技术平台，其具有高通量、微型化、自动化、快捷准确的优点，它能实现对基因分子信息的大规模分析和检测，能更多地揭示不同基因之间的内在相互联系，代表了当今高新生物技术的发展前沿。精子携带着来自父方的遗传基因，是信息传递的"使者"，精子的基因在精子功能、受精及胚胎发育中起着重要的作用，所以精子的组学

135

研究必定有助于生殖生物学的深入认识。

作为一个终末分化细胞，在精子的变态过程中，成熟精子细胞中的染色质高度浓缩，构成精子的头部，胞质极少。人们长期以来一直认为精子中的 mRNA 可能是一些残存或未降解完的产物，成熟精子内致密包装的染色质是转录不活泼的。但事实并非如此，越来越多的研究表明已经从成熟精子中检测到了种类繁多的 mRNA 转录本群体，更新了过去否认精子内存在 RNA 的观点，同时也为研究精子发生和精子病理改变提供了新的研究视角和研究切入点，即不仅可以从基因和蛋白质水平、而且也可以从 mRNA 水平去研究有关精子的生物学问题。

Miller 等（1999）用精子 mRNA 与睾丸 cDNA 文库杂交，发现有 2% 的杂交信号，提示精子中 mRNA 功能和种类的复杂性，推测与男性不育有关。随后，Ostermeier 等（2002）利用含有 27016 个 ESTs 的 cDNA 芯片检测了睾丸、混合精子、单个样本精子中 mRNA 的表达，发现在混合精子和单样本精子中表达的 ESTs（3,281；2,780）在睾丸中均检测到，从而证实了建立正常男性精子 mRNA 指纹表达谱的可行性，并认为检测精子中的 mRNA 将成为替代侵入性睾丸活检的有效手段，对于各型不育症相关基因的确定以及男性不育的诊断有重要意义。Wang 等（2004）采用携带 9216 个探针的 cDNA 芯片对运动能力受损的精液（$n = 24$）和正常精液（$n = 29$）的基因表达谱进行了分析，结果发现睾丸特异性蛋白（TPX－1）和乳酸脱氢酶 C（LDHC）两个基因与精子的运动能力有关，提示这些基因不仅可能在生精过程中起重要作用，而且可为检测精子质量提供指示作用。为探索参与精子细胞变态的相关基因，俞作仁等（2002）利用 cDNA 基因芯片技术研究了 Balb/c 小鼠精母细胞、圆形精子细胞及长形精子细胞中 1，176 个已知基因的表达谱，结果表明在这 3 种生精细胞中共检测到 208 个基因的表达，其中大多数基因从精母细胞到圆形精子和长形精子表现为表达下调，但有 7 个基因在圆形精子细胞中表达上调，3 个基因在长形精子细胞中表达上调。从以上差异表达的基因中选取 7 个基因，利用半定量 RT－PCR 方法对基因芯片的结果进行了验证，发现其中的 6 个基因在不同生精细胞中的差异表达与基因芯片结果一致，1 个基因未显示出差异表达。这些结果为研究精子形成相关基因的表达调节以及功能提供了重要的线索。赵仰星等（2006）从正常生育男性成熟精子中提出总 RNA 进行基因表达系列分析（SAGE），所建 SAGE 文库共获 877

个克隆，测序得到 21052 个标签，出现两次以上的独特性标签有 2712 种，经与 SAGEmap 数据库比对，19.7% 的独特性标签没有基因匹配，代表新基因；其余能匹配的基因中，67% 具有蛋白质结合或核酸结合能力，41% 具有催化活性，13% 与信号转导有关，与细胞运输、精子结构、转录调节相关者分别达到 10% 左右。毛向明等（2006）收集成年男性活力正常的精子，以健康成人淋巴细胞总 RNA 作对照，在扩增同时分别掺入 Cy3（精子）和 Cy5（淋巴细胞）荧光染料标记，标记样品与自制的精子基因表达谱芯片杂交，检测发现在 560 个基因片段中，有 72 个基因表达上调，321 个基因表达下调，另外 167 个基因表达无差异，其中与基因复制、转录、翻译及调控等相关的基因表达基本属于无差异表达类型或低表达类型，而与精子发生相关的基因、精子本身的特异性抗原等基因显著高表达，精子中糖酵解相关基因表达上调，而与氧化磷酸化相关的基因则表达下调，表明在健康成人精子中有丰富的基因表达，而且基因的表达与精子自身的功能和特点相一致。

将基因芯片应用到精子基因组学的研究当中，可以进一步阐明精子基因表达的类型、特点，找出影响精子质量的重要基因，对于进一步深入开展精子基因功能研究，探索与精子质量相关的男性不育，具有重要的理论和现实意义。

RNA 提取是分子生物学研究中的一项常规操作，可是针对精子的特殊性，很难用常规的方法进行操作。我们参考国内外文献用 TRIZOL 法提取小鼠精子的总 RNA，先用体细胞裂解液去除精子悬液中的体细胞，避免污染；再加上核酸助沉剂尽可能多的收集精子 RNA。即使这样，每个精子平均总 RNA 含量为 0.015pg，所以我们将 5 只小鼠的精子混合成一个样本进行提取才能满足试验的要求。

一般认为 $OD_{260/280}$ 在 1.8~2.1 是高质量的 RNA，本试验结果显示精子总 RNA 的 $OD_{260/280}$ 多在 1.4~1.7，可能与精子的特殊结构有关：核的结构紧密，难以裂解，胞质较少；另外，精子的核酸、蛋白质含量高，而且使用精子的数量大（1~5）×10^7（1mLTRIZOL 提取动物细胞的数量在（5~10）×10^6），故提取的 RNA 可能有蛋白质或 DNA 碎片等污染，也有可能是动物精子 RNA 本身的特性。用琼脂糖凝胶电泳检验 RNA 质量时发现，与睾丸总 RNA 相比，精子 RNA 缺少 28s 和 18s 的条带，这与前期的研究结果一致，因为精子 RNA 中缺少 rRNA。

本课题组运用 36K 小鼠全基因组表达谱芯片（包含 35852 个 70merOligo 探针，代表大约 25000 个基因）研究氟暴露下小鼠精子转录本的变化，图 4-37 是荧光标记的对照组和高氟组的 DNA 混合后与 36K 小鼠全基因组芯片杂交的扫描图，图 4-38 是芯片数据处理过程中得到的散点图，其中红色点代表上调基因，绿色点代表下调基因，黑色点代表不变基因，结果分析有 86 个已知基因和 11 个未知基因发生上调或下调，其中上调基因有 34 个，下调基因有 63 个，详见表 4-10。

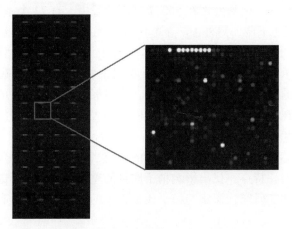

图 4-37　荧光标记的对照组与试验组的 DNA 混合后
与 36K 小鼠全基因组芯片杂交扫描图

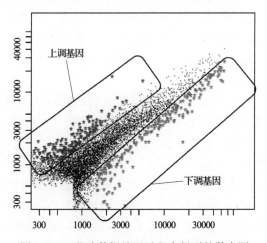

图 4-38　芯片数据处理过程中得到的散点图

表 4 - 10　　差异基因倍数及 GO 分析结果

Gene symbol 基因符号	Gene name 基因名称	GenBank accession number GenBank 登录号	Fold change 变化倍数	Biological process 生物学过程
0610011F06Rik	RIKEN cDNA 0610011F06 gene	ENSMUSG00000025731	0.11	
1110014K08Rik	RIKEN cDNA 1110014K08 gene	ENSMUSG00000050628	4.09	
1110058L19Rik	RIKEN cDNA 1110058L19 gene	ENSMUSG00000026154	0.26	
1700001G17Rik	RIKEN cDNA 1700001G17 gene	ENSMUSG00000044744	2.13	
1700012F11Rik	RIKEN cDNA 1700012F11 gene	ENSMUSG00000027927	0.39	
1700029G01Rik	RIKEN cDNA 1700029G01 gene	ENSMUSG00000073758	3.44	
1700034O15Rik	RIKEN cDNA 1700034O15 gene	ENSMUSG00000029867	0.39	
1700055M20Rik	RIKEN cDNA 1700055M20 gene	ENSMUSG00000031794	0.49	
3110082D06Rik	RIKEN cDNA 3110082D06 gene	ENSMUSG00000058233	2.09	
5031439G07Rik	RIKEN cDNA 5031439G07 gene	ENSMUSG00000036046	4.49	
9130221D24Rik	RIKEN cDNA 9130221D24 gene	ENSMUSG00000056559	5.22	GO：0035023 - regulation of Rho protein signal transduction Rho 蛋白信号转导的调控
Acrv1	acrosomal vesicle protein 1　顶体泡蛋白 1	ENSMUSG00000032110	0.07	
Adc	arginine decarboxylase　精氨酸脱羧酶	ENSMUSG00000028789	0.36	GO：0006596 - polyamine biosynthetic process 聚胺生物合成过程　GO：0007283 - spermatogenesis 精子发生

续表

Gene symbol 基因符号	Gene name 基因名称	GenBank accession number GenBank 登录号	Fold change 变化倍数	Biological process 生物学过程
Akap12	A kinase (PRKA) anchor protein (gravin) 12 激酶 A 锚定蛋白 12	ENSMUSG00000038587	0.48	GO: 0006605 – protein targeting 蛋白质靶向; GO: 0007165 – signal transduction 信号转导
Aldoa	aldolase 1, A isoform 醛缩酶 1, 同工型 A	ENSMUSG00000030695	0.43	GO: 0006096 – glycolysis 糖酵解; GO: 0008152 – metabolic process 代谢过程
Alox8	arachidonate 8 – lipoxygenase 花生四烯酸 8 – 脂肪氧合酶	ENSMUSG00000020891	0.13	GO: 0006118 – electron transport 电子转运; GO: 0006629 – lipid metabolic process 脂质代谢过程
Atp1b2	ATPase, Na +/K + transporting, beta 2 polypeptide ATP 酶，Na +/K + 转运，β2 多肽	ENSMUSG00000041329	0.05	
Atp1b3	ATPase, Na +/K + transporting, beta 3 polypeptide ATP 酶，Na +/K + 转运，β3 多肽	ENSMUSG00000032412	0.39	

基因	描述	Ensembl ID	值	GO
Atpaf2	ATP synthase mitochondrial F1 complex assembly factor 2 线粒体 F1 复合体组装因子 2 ATP 合成酶	ENSMUSG00000042709	0.47	GO: 0006457 – protein folding 蛋白质折叠; GO: 0008150 – biological_ process 生物学过程
Bccip	BRCA2 and CDKN1A interacting protein BRCA2 和 CDKN1A 互作蛋白	ENSMUSG00000030983	0.34	GO: 0000079 – regulation of cyclin – dependent protein kinase activity 细胞周期蛋白依赖的蛋白激酶活性; GO: 0006281 – DNA repair DNA 修复
Bcl2l14	Bcl2 – like 14 (apoptosis facilitator) Bcl2 样 14 (促凋亡因子)	ENSMUSG00000030200	3.53	GO: 0006118 – electron transport 电子转运
C330018D20Rik	RIKEN cDNA C330018D20 gene	ENSMUSG00000024592	0.37	GO: 0006810 – transport 转运
Cacna2d1	calcium channel, voltage – dependent, alpha2/delta subunit 1 钙离子通道, 压力依赖型, α 2 / δ 亚基 1	ENSMUSG00000040118	0.43	GO: 0006810 – transport 转运; GO: 0006811 – ion transport 离子转运;

续表

Gene symbol 基因符号	Gene name 基因名称	GenBank accession number GenBank 登录号	Fold change 变化倍数	Biological process 生物学过程
Calm2	calmodulin 2 钙调蛋白 2	ENSMUSG00000001175	2.08	GO: 0007049 – cell cycle 细胞周期; GO: 0007186 – G – protein coupled receptor protein signaling pathway G 蛋白偶联受体蛋白信号通路
Camk1d	calcium/calmodulin – dependent protein kinase ID 钙离子/钙调蛋白依赖的蛋白激酶 ID	ENSMUSG00000039145	2.57	GO: 0006468 – protein amino acid phosphorylation 蛋白氨基酸磷酸化; GO: 0042981 – regulation of apoptosis 细胞凋亡调控
Camkk1	calcium/calmodulin – dependent protein kinase 1, alpha 钙离子/钙调蛋白依赖的蛋白激酶 1, α	ENSMUSG00000020785	0.12	GO: 0006468 – protein amino acid phosphorylation 蛋白氨基酸磷酸化
Casr	calcium – sensing receptor 钙离子敏感受体	ENSMUSG00000051980	0.28	GO: 0007165 – signal transduction 信号转导; GO: 0007186 – G – protein coupled receptor protein signaling pathway G 蛋白偶联受体蛋白信号通路

基因	名称	Ensembl ID	倍数	GO 功能注释
Ccl22	chemokine (C-C motif) ligand 22 趋化因子配体 22	ENSMUSG00000031779	2.48	GO：0006935 - chemotaxis 趋化性；GO：0006954 - inflammatory response 炎症反应
Ccl6	chemokine (C-C motif) ligand 6 趋化因子配体 6	ENSMUSG00000018927	0.37	GO：0006935 - chemotaxis 趋化性；GO：0006955 - immune response 免疫反应
Ccnc	cyclin C 细胞周期蛋白 C	ENSMUSG00000028252	0.44	GO：0000074 - regulation of progression through cell cycle 细胞周期进程调控；GO：0000910 - cytokinesis 细胞分裂
Ccni	cyclin I 细胞周期蛋白 I	ENSMUSG00000063015	4.58	GO：0000074 - regulation of progression through cell cycle 细胞周期进程调控
Cd40lg	CD40 ligand CD40 配体	ENSMUSG00000031132	0.14	GO：0006916 - anti-apoptosis 抗细胞凋亡；GO：0006952 - defense response 防御反应
Cdk2	cyclin-dependent kinase 2 细胞周期蛋白依赖的激酶 2	ENSMUSG00000025358	0.43	GO：0006468 - protein amino acid phosphorylation 蛋白质氨基酸磷酸化；GO：0007049 - cell cycle 细胞周期

续表

Gene symbol 基因符号	Gene name 基因名称	GenBank accession number GenBank 登录号	Fold change 变化倍数	Biological process 生物学过程
Cnnm3	cyclin M3　细胞周期蛋白 M3	ENSMUSG00000001138	2.14	GO: 0008150 - biological_process 生物学过程
Cox6c	cytochrome c oxidase, subunit VIc 细胞色素 c 氧化酶, VIc 亚基	ENSMUSG00000014313	2.40	GO: 0006118 - electron transport 电子转运
Csnk1g3	casein kinase 1, gamma 3　酪蛋白激酶, γ3	ENSMUSG00000060127	0.26	GO: 0006468 - protein amino acid phosphorylation 蛋白氨基酸磷酸化
Cxcl5	chemokine (C－X－C motif) ligand 5 趋化因子配体 5	ENSMUSG00000029371	0.23	GO: 0006935 - chemotaxis 趋化性; GO: 0006954 - inflammatory response 炎症反应
Cyp1a2	cytochrome P450, family 1, subfamily a, polypeptide 2　细胞色素 P450, 家族 1, 亚家族 a, 多肽 2	ENSMUSG00000032310	0.28	GO: 0006118 - electron transport 电子转运
Cyp2d10	cytochrome P450, family 2, subfamily d, polypeptide 10　细胞色素 P450, 家族 2, 亚家族 d, 多肽 10	ENSMUSG00000014372	2.55	GO: 0006118 - electron transport 电子转运
Dffa	DNA fragmentation factor, alpha-subunit　DNA 断裂因子, α 亚基	ENSMUSG00000028974	6.53	GO: 0006309 - DNA fragmentation during apoptosis 细胞凋亡中的 DNA 片断化; GO: 0006915 - apoptosis 细胞凋亡

基因	名称	Ensembl ID	值	GO
Dusp23	dual specificity phosphatase 23 特异性双磷酸酶23	ENSMUSG00000026544	0.12	GO: 0006470 - protein amino acid dephosphorylation 蛋白氨基酸磷酸化; GO: 0016311 - dephosphorylation 去磷酸化
Ehhadh	enoyl - Coenzyme A, hydratase/3 - hydroxyacyl Coenzyme A dehydrogenase 烯酰辅酶A，水合酶/3 - 羟烷基辅酶A脱氢酶	ENSMUSG00000022853	4.79	GO: 0006629 - lipid metabolic process 脂质代谢过程; GO: 0006631 - fatty acid metabolic process 脂肪酸代谢过程
Epgn	epithelial mitogen 上皮细胞有丝分裂原	ENSMUSG00000035020	0.30	GO: 0000165 - MAPKKK cascade MAPKKK级联
Fdxr	ferredoxin reductase 铁氧还蛋白还原酶	ENSMUSG00000018861	3.22	GO: 0006118 - electron transport 电子转运; GO: 0006629 - lipid metabolic process 脂质代谢过程
Ffar2	free fatty acid receptor 2 游离脂肪酸受体2	ENSMUSG00000051314	4.45	GO: 0007165 - signal transduction 信号转导; GO: 0007186 - G - protein coupled receptor protein signaling pathway G蛋白偶联受体蛋白信号通路

续表

Gene symbol 基因符号	Gene name 基因名称	GenBank accession number GenBank 登录号	Fold change 变化倍数	Biological process 生物学过程
Frag1	FGF receptor activating protein 1 FGF 受体激活蛋白 1	ENSMUSG00000030990	0.35	GO: 0006916 – anti – apoptosis 抗细胞凋亡; GO: 0006974 – response to DNA damage stimulus DNA 损伤刺激的应答
G6pc3	glucose 6 phosphatase, catalytic, 3 葡萄糖磷酸酶, 催化, 3	ENSMUSG00000034793	0.28	
Gas1	growth arrest specific 1 特异性生长阻滞 1	ENSMUSG00000052957	0.45	GO: 0007049 – cell cycle 细胞周期; GO: 0007050 – cell cycle arrest 细胞周期阻滞
Gcdh	glutaryl – Coenzyme A dehydrogenase 戊二酰辅酶 A 脱氢酶	ENSMUSG00000003809	0.26	GO: 0012501 – programmed cell death 程序性细胞死亡; GO: 0006118 – electron transport 电子转运; GO: 0006355 – regulation of transcription, DNA – dependent 转录调控, DNA 依赖型
Gimap8	GTPase, IMAP family member 8 GTP 酶, IMAP 家族成员 8	ENSMUSG00000064262	3.08	GO: 0007165 – signal transduction 信号转导; GO: 0007186 – G – protein coupled receptor protein signaling pathway G 蛋白偶联受体蛋白信号通路

基因	名称	ENSMUSG ID	比值	GO
Gnaz	guanine nucleotide binding protein, alpha z subunit 鸟嘌呤核苷酸结合蛋白，α z 亚基	ENSMUSG00000040009	0.08	GO: 0007165 – signal transduction 信号转导；GO: 0007186 – G – protein coupled receptor protein signaling pathway G 蛋白偶联受体蛋白信号通路
Gpr12	G – protein coupled receptor 12 G 蛋白偶联受体12	ENSMUSG00000041468	0.33	GO: 0006874 – calcium ion homeostasis 钙离子内稳态；GO: 0007165 – signal transduction 信号转导
Gpsm1	G – protein signalling modulator 1 (AGS3 – like, C. elegans) G 蛋白信号调制器1	ENSMUSG00000026930	0.03	GO: 0007165 – signal transduction 信号转导；GO: 0007275 – multicellular organismal development 多细胞生物体发育
Gpx6	glutathione peroxidase 6 谷胱甘肽过氧化物酶6	ENSMUSG00000004341	0.49	GO: 0006979 – response to oxidative stress 氧化应激的应答
H2afj	H2A histone family, member J H2A 组蛋白家族，成员J	ENSMUSG00000060032	2.38	
Hist1h2bb	histone cluster 1, H2bb 组蛋白集群1，H2bb	ENSMUSG00000069308	2.12	

续表

Gene symbol 基因符号	Gene name 基因名称	GenBank accession number GenBank 登录号	Fold change 变化倍数	Biological process 生物学过程
Hspb8	heat shock protein 8 热应激蛋白 8	ENSMUSG00000041548	2.93	GO: 0006457 - protein folding 蛋白质折叠; GO: 0006468 - protein amino acid phosphorylation 蛋白氨基酸磷酸化
Map3k7ip3	mitogen - activated protein kinase kinase 7 interacting protein 3 MAPKKK7 互作蛋白 3	ENSMUSG00000035476	0.44	
Mapbpip	mitogen activated protein interacting protein 有丝分裂原激活蛋白的结合蛋白互作蛋白	ENSMUSG00000028062	2.86	GO: 0000186 - activation of MAPKK activity MAPKK 活性的激活
Mtch1	mitochondrial carrier homolog 1 (C. elegans) 线粒体载体同族体 1	ENSMUSG00000024012	0.34	GO: 0006810 - transport 转运; GO: 0006915 - apoptosis 细胞凋亡;
Ndufb9	NADH dehydrogenase (ubiquinone) 1 beta subcomplex, 9 NADH 脱氢酶 1β 子复合体	ENSMUSG00000022354	0.43	GO: 0006120 - mitochondrial electron transport, NADH to ubiquinone 线粒体电子转运; GO: 0007605 - sensory perception of sound 声音的感知获取
Ndufs2	NADH dehydrogenase (ubiquinone) Fe - S protein 2 NADH 脱氢酶 Fe - S 蛋白 2	ENSMUSG00000013593	4.49	GO: 0006118 - electron transport 电子转运; GO: 0006979 - response to oxidative stress 氧化应激的应答

Ndufs4	NADH dehydrogenase (ubiquinone) Fe - S protein 4 NADH 脱氢酶 Fe - S 蛋白 4	ENSMUSG00000021764	4.17	GO: 0001932 – regulation of protein a-mino acid phosphorylation 蛋白氨基酸磷酸化调控; GO: 0006118 – electron transport 电子转运
Olfr1031	olfactory receptor 1031 嗅觉受体 1031	ENSMUSG00000043267	0.08	GO: 0007165 – signal transduction 信号转导; GO: 0007186 – G – protein coupled receptor protein signaling pathway G 蛋白偶联受体蛋白信号通路
Olfr105	olfactory receptor 105 嗅觉受体 105	ENSMUSG00000060137	0.05	GO: 0007165 – signal transduction 信号转导; GO: 0007186 – G – protein coupled receptor protein signaling pathway G 蛋白偶联受体蛋白信号通路
Olfr284	olfactory receptor 284 嗅觉受体 284	ENSMUSG00000051793	2.43	GO: 0007165 – signal transduction 信号转导; GO: 0007186 – G – protein coupled receptor protein signaling pathway G 蛋白偶联受体蛋白信号通路
Olfr32	olfactory receptor 32 嗅觉受体 32	ENSMUSG00000075066	5.51	GO: 0007165 – signal transduction 信号转导; GO: 0007186 – G – protein coupled receptor protein signaling pathway G 蛋白偶联受体蛋白信号通路

续表

Gene symbol 基因符号	Gene name 基因名称	GenBank accession number GenBank 登录号	Fold change 变化倍数	Biological process 生物学过程
Olfr448	olfactory receptor 448 嗅觉受体 448	ENSMUSG00000043119	0.38	GO: 0007165 – signal transduction 信号转导; GO: 0007186 – G – protein coupled receptor protein signaling pathway G 蛋白偶联受体蛋白信号通路
Olfr985	olfactory receptor 985 嗅觉受体 985	ENSMUSG00000049073	3.20	GO: 0007165 – signal transduction 信号转导; GO: 0007186 – G – protein coupled receptor protein signaling pathway G 蛋白偶联受体蛋白信号通路
Pde4d	phosphodiesterase 4D, cAMP specific 磷酸二酯酶 4D, cAMP 特异的	ENSMUSG00000021699	2.18	GO: 0006198 – cAMP catabolic process cAMP 分解过程; GO: 0006939 – smooth muscle contraction 平滑肌收缩
Pebp1	phosphatidylethanolamine binding protein 1 磷脂酰乙醇胺结合蛋白 1	ENSMUSG00000032959	0.38	GO: 0048240 – sperm capacitation 精子获能
Phkg2	phosphorylase kinase, gamma 2 (testis) 磷酸化酶激酶, γ 酸 (睾丸)	ENSMUSG00000030815	0.43	GO: 0005975 – carbohydrate metabolic process 碳水化合物代谢过程; GO: 0005977 – glycogen metabolic process 糖原代谢过程

基因	名称	Ensembl ID	数值	GO
Plcg2	phospholipase C, gamma 2 磷脂酶 C, γ 脂	ENSMUSG00000034330	0.29	GO: 0007165 – signal transduction 信号转导; GO: 0007242 – intracellular signaling cascade 细胞内的信号级联
Ppp2r2b	protein phosphatase 2 (formerly 2A), regulatory subunit B (PR 52), beta isoform 蛋白磷酸酶 2, 调节亚基 B, β 同工型	ENSMUSG00000024500	0.46	GO: 0007165 – signal transduction 信号转导
Prdx1	peroxiredoxin 1 过氧化物氧化还原酶 1	ENSMUSG00000028691	5.77	GO: 0006979 – response to oxidative stress 氧化应激的应答; GO: 0042345 – regulation of NF – kappaB import into nucleus NF – kappaB 入核调控
Prkacb	protein kinase, cAMP dependent, catalytic, beta 蛋白激酶, cAMP 依赖的, 催化, β	ENSMUSG00000005034	0.47	GO: 0006468 – protein amino acid phosphorylation 蛋白质氨基酸磷酸化调控; GO: 0007188 – G – protein signaling, coupled to cAMP nucleotide second messenger G 蛋白信号, 偶联于 cAMP 核苷酸第二信使

续表

Gene symbol 基因符号	Gene name 基因名称	GenBank accession number GenBank 登录号	Fold change 变化倍数	Biological process 生物学过程
Prkcq	protein kinase C, theta 蛋白激酶 C, θ	ENSMUSG00000026778	0.46	GO: 0006468 - protein amino acid phosphorylation 蛋白氨基酸磷酸化调控; GO: 0007242 - intracellular signaling cascade 细胞内的信号级联
Prm2	protamine 2 鱼精蛋白 2	ENSMUSG00000038015	0.46	GO: 0006997 - nuclear organization and biogenesis 核的组成和生物转化; GO: 0007001 - chromosome organization and biogenesis (sensu Eukaryota) 染色体的组成和生物转化
Pten	phosphatase and tensin homolog 磷酸酶和张力蛋白同族体	ENSMUSG00000013663	3.37	GO: 0000079 - regulation of cyclin-dependent protein kinase activity 细胞周期蛋白依赖性蛋白激酶活性调控; GO: 0001525 - angiogenesis 血管生成
Ptprg	protein tyrosine phosphatase, receptor type, G 蛋白质酪氨酸磷酸酶, 受体型, G	ENSMUSG00000021745	0.44	GO: 0006470 - protein amino acid dephosphorylation 蛋白氨基酸磷酸化调控; GO: 0006730 - one-carbon compound metabolic process 一碳化合物代谢过程

基因	蛋白名称	ENSMUSG ID	数值	GO 功能注释
Ptprs	protein tyrosine phosphatase, receptor type, S 蛋白质酪氨酸磷酸酶，受体型，S	ENSMUSG00000013236	2.07	GO: 0006470 – protein amino acid dephosphorylation 蛋白氨基酸磷酸化调控; GO: 0007155 – cell adhesion 细胞黏附
Rcc1	regulator of chromosome condensation 1 染色体体浓缩 1 的调节因子	ENSMUSG00000028896	0.29	GO: 0007049 – cell cycle 细胞周期; GO: 0007067 – mitosis 有丝分裂
Rgs8	regulator of G – protein signaling 8 G 蛋白信号 8 的调节因子	ENSMUSC00000042671	0.12	GO: 0007186 – G – protein coupled receptor protein signaling pathway G 蛋白偶联受体蛋白信号通路; GO: 0009968 – negative regulation of signal transduction 信号转导的负调控
Rock2	Rho – associated coiled – coil containing protein kinase 2 含蛋白激酶 2 的 Rho 相关的卷曲螺旋	ENSMUSC00000020580	0.45	GO: 0006468 – protein amino acid phosphorylation 蛋白氨基酸磷酸化调控; GO: 0007165 – signal transduction 信号转导
Smcp	sperm mitochondria – associated cysteine – rich protein 精子线粒体相关的富含半胱氨酸的蛋白	ENSMUSC00000074435	0.37	GO: 0007338 – single fertilization 单受精; GO: 0007341 – penetration of zona pellucida 透明带穿透

续表

Gene symbol 基因符号	Gene name 基因名称	GenBank accession number GenBank 登录号	Fold change 变化倍数	Biological process 生物学过程
Spa17	sperm autoantigenic protein 17 精子自身抗原蛋白 17	ENSMUSG00000001948	0.48	GO: 0007165 – signal transduction 信号转导; GO: 0007339 – binding of sperm to zona pellucida 精子绑定透明带
Spata17	spermatogenesis associated 17 精子发生相关 17	ENSMUSG00000022611	0.43	
Sp1	spermatogenic Zip 1 精子发生的 Zip1	ENSMUSG00000046957	0.27	GO: 0006350 – transcription 转录; GO: 0006355 – regulation of transcription, DNA – dependent 转录的调控, DNA 依赖型; GO: 0006118 – electron transport 电子转运;
Sqle	squalene epoxidase 鲨烯环氧酶	ENSMUSG00000022351	0.34	GO: 0008152 – metabolic process 代谢过程
Stat2	signal transducer and activator of transcription 2 信号传感器和转录因子 2 的激活剂	ENSMUSG00000040033	0.35	GO: 0006350 – transcription 转录; GO: 0006355 – regulation of transcription, DNA – dependent 转录的调控, DNA 依赖型; GO: 0000902 – cell morphogenesis 细胞的形态建成;
Stk4	serine/threonine kinase 4 丝氨酸/苏氨酸激酶 4	ENSMUSG00000018209	0.15	GO: 0006468 – protein amino acid phosphorylation 蛋白氨基酸磷酸化

基因	描述	ENSMUSG	比值	GO
Tie1	tyrosine kinase receptor 1 酪氨酸激酶激酶受体 1	ENSMUSG00000033191	2.61	GO: 0006468 - protein amino acid phosphorylation 蛋白氨基酸磷酸化; GO: 0016525 - negative regulation of angiogenesis 血管生成的负调控
Tnfrsf12a	tumor necrosis factor receptor superfamily, member 12a 肿瘤坏死因子受体超家族，成员 12a	ENSMUSG00000023905	4.56	GO: 0001525 - angiogenesis 血管生成; GO: 0006915 - apoptosis 细胞凋亡
Tnk2	tyrosine kinase, non-receptor, 2 酪氨酸激酶，非受体，2	ENSMUSG00000022791	0.50	GO: 0006468 - protein amino acid phosphorylation 蛋白氨基酸磷酸化
Traf3	Tnf receptor-associated factor 3 肿瘤坏死因子受体相关因子 3	ENSMUSG00000021277	0.25	GO: 0006915 - apoptosis 细胞凋亡; GO: 0007165 - signal transduction 信号转导
Txndc12	thioredoxin domain containing 12 (endoplasmic reticulum) 含 12 结构域的硫氧还蛋白（内质网）	ENSMUSG00000028567	0.24	GO: 0006118 - electron transport 电子转运; GO: 0045454 - cell redox homeostasis 细胞氧化还原内稳态
Zfp277	zinc finger protein 277 锌指蛋白 277	ENSMUSG00000055917	0.34	GO: 0007165 - signal transduction 信号转导; GO: 0007186 - G-protein coupled receptor protein signaling pathway G 蛋白偶联受体蛋白信号通路

这些差异基因经过 GO 分析（图 4 - 39）后显示分别与信号转导、氨基酸磷酸化、氧化应激、细胞周期、细胞凋亡、电子传递、糖酵解、趋化性、精子发生、精子获能等生物学途径相关。信号通路分析后发现这些差异基因涉及到信号转导、核糖体蛋白、G 蛋白信号通路、ATP 酶活力和催化活性等信号通路（图 4 - 40）。

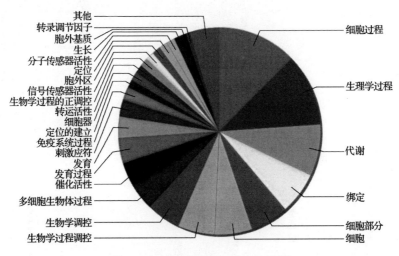

图 4 - 39　将差异基因进行 GO 分析

差异基因名称	分析值
信号传导	0.001561
Mm核糖体蛋白	0.002695
MmG蛋白信号	0.003035
ATP酶活性，耦合于物质的跨膜移动	0.00467
催化活性	0.005941
原发性主动运输活性	0.006037
水解酶活力，酸酐的反应，物质跨膜活动的催化反应	0.006134
ATP酶活性 (耦合)	0.012789
ATP酶活性	0.015329
Mm核苷酸代谢	0.016093

图 4 - 40　差异基因进行通路分析的结果

表 4 - 10 中变化的基因多与信号转导相关，而精子的信号转导涉及多种精子功能，如获能、顶体反应、超激活运动、精子趋向性、精卵结合等。

（1）最初由 Austin 和 Chang 在 20 世纪 50 年代初期提出的精子获能是一个多步骤的过程，包括精子膜蛋白的变化、膜流动性的变化，蛋白酪氨酸磷酸化，直到顶体反应的发生，才标志着获能的完成。许多报道表明精子获能受到多种细胞信号途径的调控。许多试验证实，人、牛、猪、小鼠及猫等物种的精子获能与蛋白酪氨酸磷酸化（PTP）相关。小鼠、人、牛和猪的精子中，PTP 受 cAMP/PKA 信号途径调节，PKA 对精子 PTP 的作用主要是通过对酪氨酸激酶或磷酸化酶的直接或间接调控来实现，而 PKA 的活性有赖于 cAMP 的数量。cAMP 的数量却受到 Ca^{2+}、钙调素和 HCO_3^- 的调控。

精子获能是一个十分复杂的生理现象，它是顶体反应（AR）的前奏，AR 是获能的必然结果，也是受精的必要条件。哺乳动物的精子在实现正常的受精之前必须经历顶体反应。典型的顶体反应包含了细胞质和外顶体膜之间的多重融合，通过膜孔使得顶体内含物逸出或暴露，以溶解卵丘细胞和透明带（ZP），继而穿过 ZP 与卵细胞融合完成受精。精子顶体反应过程中涉及多种细胞信号传导的过程，目前认为，精子 AR 中信号传导过程大致分为 3 个步骤：① 精子膜表面受体聚集。这就要求精子完成获能，使质膜有良好的流动性；② 通过受体介导激活信号通路；③ 在信号分子作用下，打开电压门控 Ca^{2+} 通道，维持较高 Ca^{2+} 水平。参与该过程的受体主要有 G 蛋白耦联受体、酪氨酸激酶相关受体等。而从第二信使激活的角度看，主要有 4 条信号途径：G 蛋白信号传导途径、酪氨酸激酶信号途径、丝/苏氨酸蛋白激酶途径和蛋白水解酶途径。近来有研究发现氟通过降低精子头部酪氨酸磷酸化和肌动蛋白的聚合作用，使附睾精子体外获能能力降低，顶体反应受阻。

（2）1970 年 Yanagimachi 发现了精子的超激活运动，其以高振幅和不对称性的鞭毛鞭打为特征，有助于精子从输卵管上皮细胞脱离，通过输卵管黏液到达输卵管壶腹部，穿过卵子透明带最终完成受精，是体内受精的必要条件。超激活运动的触发是由于精子尾部 Ca^{2+} 浓度的升高引起的，随后通过 cAMP/PKA 通路和 CALM/CaMK 信号通路发挥作用。本课题组首次探讨了氟暴露与小鼠精子超激活运动的关系以及氟对精子的 CALM/CaMK 信号通路的影响。

（3）趋化性运动是指细胞在某些化学刺激物的诱导下，顺浓度或逆浓度地改变运动方向。近 40 多年来人们注意到精卵识别前的精子趋化性运动现象，精子受趋化性引导而到达卵子，即精子沿着从卵子释放出来的化学引诱剂梯度上游。趋化运动对保证精卵于特定时间、特定地点相遇并完成受精有着重要意义。现已证明，除了海洋动物的精子具有趋化性之外，哺乳动物中的人、小鼠、兔、猪等动物的精子都具有趋化性。

除了与信号转导相关，还包括氧化应激、能量代谢、染色质结构等。

氟对精子氧化应激的影响：上调基因中 $Dffa$（6.53 倍）的变化表示精子的 DNA 片段增多，一般认为，促进产生自由基，抑制抗氧化酶类活力，导致脂质过氧化作用增强是氟中毒引起机体损害的主要机理。氟在机体代谢过程中可诱导活性氧自由基的生成，自由基攻击不饱和脂肪酸共价键处，造成脂质过氧化。研究表明高浓度的活性氧（ROS）可导致精子 ATP 耗尽、活力丧失、脂质过氧化，从而降低精子受精能力。

氟对精子染色质结构的影响：变化基因中 $H2afj$（2.38）、$Hist1h2bb$（2.12）和 $Prm2$（0.46）是三个有关精子蛋白转换的基因。在精子发生过程中，核内碱性蛋白质经历了由组蛋白——过渡蛋白——精蛋白的转换过程，这个过程称为组蛋白 – 精蛋白取代反应（HPRR），人类大约有 85% 的组蛋白被精蛋白替代，通过 HPRR，精子细胞核由圆形变为长形，核高度浓缩，形成长形精子细胞，进入附睾后进一步成熟，形成成熟的精子。

精子染色质的结构模型不同于一般体细胞染色质中核小体串珠状排列的结构模型，较后者浓缩了 6 倍，使精子染色质高度浓缩、结构高度稳定，对内外环境中的核酸酶和各种诱变剂及机械损伤的抵抗能力大大提高。致密包裹的成熟精子转录不活泼，这种转录惰性能使父本的遗传信息完整且无干扰的传给下一代。目前认为 HPRR 异常可影响精子染色质的正常凝聚和稳定性，易致 DNA 损伤，引起细胞凋亡，并造成精子头部形态异常，形成畸形精子，使精子受精能力下降。至于氟对精子的损伤是否包含对 HPRR 的影响还需要进一步的研究证明。

通过基因芯片技术和生物信息学的方法分析了氟中毒小鼠精子中转录本的变化，发现有 86 个已知基因和 11 个未知基因发生变化，它们涉及与精子形态与功能相关的信号转导、氨基酸磷酸化、氧化应激、细胞周期、细胞凋亡、电子传递、糖酵解、趋化性、精子发生、精子获能等生物学途径，其中有些已被证明，有些还有待进一步研究。

第十节　氟暴露动物精子 Small RNA 测序分析

精子成熟过程中，染色质高度浓缩，胞浆极少，传统的观点认为，成熟精子内致密包装的染色质转录活性低，成熟精子内几乎不存在 mRNA，但近年来不断有文献报道精子中不仅存在 mRNA，还有非编码 RNA，通过受精进入卵子，且与精子成熟、获能及顶体反应、精卵结合、胚胎发育等均有一定关系。

Small RNA（sRNA）包括了 miRNA、siRNA、piRNA、rRNA、tRNA、snRNA、snoRNA、repeat associate sRNA、exon 或 intron 降解片段等，其中 miRNA、siRNA 以及 piRNA 是研究的热点。sRNA 通过对靶标 mRNA 直接切除或抑制其翻译在转录及转录后水平对基因表达起调节作用。sRNA 是生物体内一类重要的特殊分子，诱导基因沉默，参与细胞生长、发育、基因转录和翻译等诸多生命活动的调控过程。

基于 HiSeq 高通量测序技术的 sRNA 数字化分析，采用边合成边测序（SBS – sequencing by synthesis），可减少因二级结构造成的一段区域的缺失。并具有所需样品量少，高通量，高精确性，拥有简单易操作的自动化平台和功能强大等特点，一次性获得数百万条小分子 RNA 序列，能够快速全面地鉴定该物种在该状态下的小分子 RNA 并发现新的小分子 RNA，构建样品之间的小分子 RNA 差异表达谱，为小分子 RNA 功能研究提供有力工具。

对于深度测序所得的序列的鉴定，生物信息分析上一般通过与各类已知的数据库进行比对、寻找样品与数据库之间在基因组位置上的覆盖等方法，对 sRNA 进行注释分类，同时选取没有被注释上的 sRNA，使用预测软件如 Mireap 预测 novel miRNA。在 miRNA 鉴定的基础上，针对变化的 miRNA 通过靶基因预测软件进行靶位点确认，然后可通过对靶位点所在基因的 GO 功能注释以及 KEGG 通路注释，最终可以得到 miRNA 在生物体中参与的生命活动的一个清晰的生物信息图谱。

首先，对 sRNA 测序得到的 Raw data 数据进行数据评估，主要有两个方面：（1）对于杂质的过滤；（2）对数据的初步判断。

Raw data 中杂质一般是指无插入片段序列、插入片段过长的序列、低质量序列、palyA 序列和小片段序列，其中无插入片段和测得 5′接头的序列定义为接头污染，插入片段过长的序列表现为没有测得 3′接头的序列。一般接头污染情况的发生与样品本身以及其建库过程中接头浓度和样品浓度比例控制相关，接头比例过高时一般接头污染情况比较严重。低质量序列主要是对测序可靠性的筛选，其条件是序列中碱基质量小于 10 的碱基数不超过 4 个同时碱基质量小于 13 的碱基数不超过 6 个。

对于这些定义为过滤掉的序列会通过一系列的处理得到干净的序列（clean reads），其中的 reads 是指高通量测序平台产生的序列。然后统计 sRNA 的序列种类及序列数量，并对 sRNA 序列做长度分布统计，一般来说，小 RNA 的长度区间为 18～30nt，长度分布的峰能帮助我们判断 sRNA 的种类，如 miRNA 集中在 21 或 22nt，siRNA 集中在 24nt，piRNA 集中在 28～30nt。另外多数情况下植物样品和动物样品序列长度分布上有着明显的差异，其表现是植物样品长度分布的峰值一般出现在 21nt 或者 24nt，而动物样品峰值则出现在 22nt。根据这些条件对于样品情况和测序情况可以做出一些初步的判断。小鼠精子 sRNA 测序数据概况和 sRNA 片段分布情况见表 4 – 11 和图 4 – 41。

表 4 – 11 小鼠精子 small RNA 测序数据概况

片段类型	对照组		25mg/L NaF 组		100mg/L NaF 组	
	数量	百分比/%	数量	百分比/%	数量	百分比/%
总 reads	15,035,284		17,345,112		16,600,943	
高质量 reads	14,964,071	100%	17,275,210	100%	16,516,362	100%
3′端接头缺失的 reads	139,538	0.93%	102,350	0.59%	128,977	0.78%
插入片段缺失的 reads	2,296	0.02%	397	0.00%	2,128	0.01%
5′端污染的 reads	23,656	0.16%	1,871	0.01%	13,478	0.08%
长度小于 18nt 的 reads	127,202	0.85%	78,817	0.46%	86,105	0.52%
含 PolyA 的 reads	89	0.00%	13	0.00%	28	0.00%
干净 reads	14,671,290	98.04%	17,091,762	98.94%	16,285,646	98.60%

之后，通过 SOAP 将 sRNA 定位到基因组，分析 sRNA 在基因组上的表达和分布情况。小鼠精子基因组定位信息见表 4 – 12。

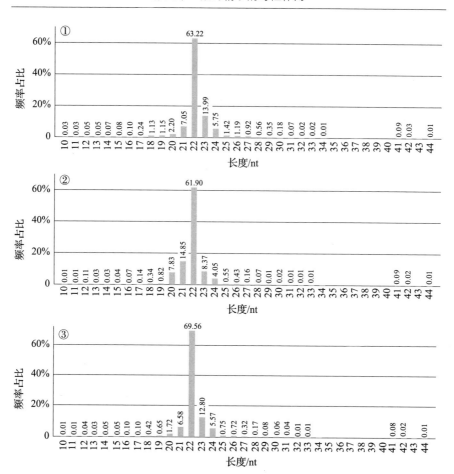

图 4-41　小鼠精子 sRNA 片段分布情况

① 对照组，② 25mg/L NaF 组，③ 100mg/L NaF 组

表 4-12　　　　　　　　　　　小鼠精子基因组定位信息

		sRNAs 种类		sRNAs 数量	
		数量	百分比/%	数量	百分比/%
对照组	sRNA 总量比对	612399	100%	14671290	100%
	上基因组部分	432670	70.65%	13033433	88.84%
25mg/L NaF 组	sRNA 总量比对	213326	100%	17091762	100%
	上基因组部分	152951	71.7%	13908506	81.38%

续表

		sRNAs 种类		sRNAs 数量	
		数量	百分比/%	数量	百分比/%
100mg/L	sRNA 总量比对	294333	100%	16285646	100%
NaF 组	上基因组部分	183468	62.33%	14784484	90.78%

将所有 sRNA 与各类 RNA 的比对、注释情况进行总结。在以上各注释信息中，有可能存在一个 sRNA 同时比对上两种不同的注释信息的情况。为了使每个 unique sRNA 有唯一的注释，按照 rRNAetc > 已知 miRNA > repeat（重复序列）> exon（外显子）> intron（内含子）的优先级顺序将 sRNA 遍历，没有比对上任何注释信息的 sRNA 用 unann 表示。由于 rRNAetc 是由 NCBI Genbank 和 Rfam 两个数据库比对所得，规定这两个数据库间的优先级为 Genbank > Rfam3。分类注释结果中的 rRNA 总量可以作为一个样品的质控标准：一般情况下质量较好的动物样品中 rRNA 总量所占比例应低于 40%，植物样品中的 rRNA 总量所占比例应低于 60%。各组精子 sRNA 分类注释情况见表 4 – 13 至表 4 – 15。

表 4 – 13　　对照组小鼠精子 sRNA 在各类中的分布情况

分类	sRNAs 种类	百分比/%	sRNAs 数量	百分比/%
Total	612399	100%	14671290	100%
exon_antisense	4292	0.7%	6360	0.04%
exon_sense	97230	15.88%	126354	0.86%
intron_antisense	10506	1.72%	15152	0.1%
intron_sense	51222	8.36%	55070	0.38%
miRNA	3014	0.49%	11775555	80.26%
rRNA	40344	6.59%	680697	4.64%
repeat	85070	13.89%	158270	1.08%
scRNA	248	0.04%	751	0.01%
snRNA	2967	0.48%	17954	0.12%
snoRNA	3262	0.53%	23991	0.16%
srpRNA	361	0.06%	2034	0.01%
tRNA	10579	1.73%	68938	0.47%
unann	303304	49.53%	1740164	11.86%

表 4 - 14　　25mg/L NaF 组小鼠精子 sRNA 在各类中的分布情况

分类	sRNAs 种类	百分比/%	sRNAs 数量	百分比/%
Total	213326	100%	17091762	100%
exon_antisense	1210	0.57%	1415	0.01%
exon_sense	51042	23.93%	67035	0.39%
intron_antisense	3056	1.43%	3773	0.02%
intron_sense	33210	15.57%	38059	0.22%
miRNA	2208	1.04%	13515358	79.08%
rRNA	14992	7.03%	222320	1.3%
repeat	25713	12.05%	33171	0.19%
scRNA	126	0.06%	246	0%
snRNA	1408	0.66%	13277	0.08%
snoRNA	1691	0.79%	15475	0.09%
srpRNA	169	0.08%	1990	0.01%
tRNA	4817	2.26%	83642	0.49%
unann	73684	34.54%	3096001	18.11%

表 4 - 15　　100mg/L NaF 组小鼠精子 sRNA 在各类中的分布情况

分类	sRNAs 种类	百分比/%	sRNAs 数量	百分比/%
Total	294333	100%	16285646	100%
exon_antisense	1966	0.67%	2265	0.01%
exon_sense	53741	18.26%	68685	0.42%
intron_antisense	4825	1.64%	5679	0.03%
intron_sense	31978	10.86%	35077	0.22%
miRNA	2460	0.84%	14234526	87.41%
rRNA	28123	9.55%	372421	2.29%
repeat	31170	10.59%	41995	0.26%
scRNA	141	0.05%	424	0%
snRNA	2085	0.71%	17160	0.11%
snoRNA	3233	1.1%	29380	0.18%
srpRNA	290	0.1%	2331	0.01%
tRNA	7523	2.56%	71133	0.44%
unann	126798	43.08%	1404570	8.62%

miRNA 在由前体发育为成熟体时其过程是由 Dicer 酶切完成的，酶切位点的特异性使得 miRNA 成熟体序列首位碱基对于碱基 U 具有很强的偏向性，另外其他的位点也有一些统计，如：2～4 号位一般缺少 U，第 10 号位偏向于 A（第 10 号位一般是 miRNA 对其靶基因发生剪切作用时的剪切位点）。另外酶切位点以及其他一些因素影响下最终的 miRNA 成熟体序列一般两端会有不同程度的碱基增添或者缺失，这种现象在 3′端比较普遍些，因此在计算 miRNA 表达的策略上这些因素都做了考虑。miRNA 鉴定的整体思路是依靠与本物种 mirbase 数据库比对的结果来进行分析的，综合前体和成熟体两方面比对情况得到该物种 miRNA 的表达情况。具体策略条件如下：① 序列能够完全比对到前体序列（无错配）；② 在条件 1 的基础上序列与成熟体比对允许错位，但至少存在 16 个碱基的覆盖，覆盖部分无错配。满足这两个条件的序列的表达量之和算作该 miRNA 的表达量，针对这部分序列会对其首位碱基偏好性做出统计学验证。表 4－16 所示为各样本中已知 miRNA 的统计情况，图 4－42 至图 4－44 所示为各组精子中长度在 18～30nt 的 sRNA 片段首位碱基偏向性分析。

表 4－16　　　　　　　　各样本中已知 miRNA 统计

	miRNA	miRNA－5p	miRNA－3p	miRNA 前体
miRbase 中的已知 miRNA	322	788	796	1186
对照组	40	274	275	478
25mg/L NaF	30	223	223	402
100mg/L NaF	37	241	234	433

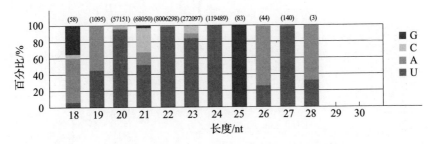

图 4－42　对照组中长度在 18～30nt 的 sRNA 片段首位碱基偏向性

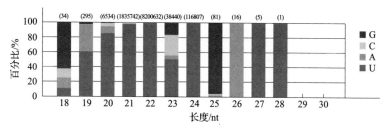

图 4 – 43　25mg/L NaF 组中长度在 18～30nt 的 sRNA 片段首位碱基偏向性

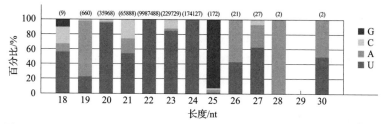

图 4 – 44　100mg/L NaF 组中长度在 18～30nt 的 sRNA 片段首位碱基偏向性

miRNA 差异分析是针对已知的 miRNA 和预测的 miRNA 两部分进行，所用的方法是一样的，具体如下：对两个样品中表达的已知 miRNA 统计，判断在两样品之间的表达量是否存在显著性差异，并分别使用 log2 – ratio、Scatter plot 图比较两者共同表达的 miRNA 表达量的差异。再进行聚类分析，将表达模式相近的 miRNA 聚在一起。红色表示该 miRNA 在实验样品中表达量高于对照组样品，绿色表示该 miRNA 在实验样品中表达量低于对照组样品，灰色表示该 miRNA 在至少一个样品中没有表达。图 4 – 45 和表 4 – 17 所示为已知 miRNA 的聚类分析和差异表达的 miRNA。

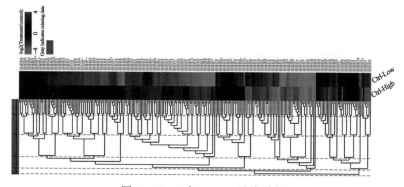

图 4 – 45　已知 miRNA 聚类分析

表 4 – 17　　在 25mg/L 和 100mg/LNaF 组中同时差异表达的 miRNA

成熟 miRNAs 名称	登陆号	25mg/L NaF/ Ctrl 倍数	100mg/L NaF/ Ctrl 倍数
mmu – miR – 100 – 5p	MIMAT0000655	– 2. 16	– 2. 91
mmu – miR – 106b – 3p	MIMAT0004582	– 4. 13	– 2. 53
mmu – miR – 126a – 5p	MIMAT0000137	3. 28	– 3. 29
mmu – miR – 127 – 3p	MIMAT0000139	– 2. 06	– 4. 04
mmu – miR – 130a – 3p	MIMAT0000141	– 3. 07	– 2. 26
mmu – miR – 140 – 3p	MIMAT0000152	– 2. 78	– 2. 57
mmu – miR – 143 – 3p	MIMAT0000247	42. 93	– 2. 26
mmu – miR – 144 – 3p	MIMAT0000156	– 11. 25	– 4. 76
mmu – miR – 145a – 3p	MIMAT0004534	2. 07	– 4. 66
mmu – miR – 145a – 5p	MIMAT0000157	30. 65	– 3. 72
mmu – miR – 195a – 5p	MIMAT0000225	2. 76	– 2. 08
mmu – miR – 199a – 3p	MIMAT0000230	– 2. 94	– 4. 44
mmu – miR – 199b – 3p	MIMAT0004667	– 2. 95	– 4. 44
mmu – miR – 200a – 3p	MIMAT0000519	– 5. 79	– 2. 00
mmu – miR – 200a – 5p	MIMAT0004619	– 4. 38	– 2. 51
mmu – miR – 200b – 3p	MIMAT0000233	– 18. 23	– 3. 60
mmu – miR – 200b – 5p	MIMAT0004545	– 3. 09	– 7. 37
mmu – miR – 204 – 5p	MIMAT0000237	8. 51	– 4. 35
mmu – miR – 24 – 2 – 5p	MIMAT0005440	– 2. 09	– 3. 22
mmu – miR – 301a – 3p	MIMAT0000379	– 3. 17	– 2. 15
mmu – miR – 3470b	MI0014697	– 3. 00	– 6. 90
mmu – miR – 34b – 5p	MIMAT0000382	– 9. 01	– 4. 26
mmu – miR – 34c – 5p	MIMAT0000381	– 16. 44	– 7. 24
mmu – miR – 411 – 5p	MIMAT0004747	– 3. 84	– 3. 83
mmu – miR – 429 – 3p	MIMAT0001537	– 9. 96	– 2. 72
mmu – miR – 434 – 3p	MIMAT0001422	– 4. 02	– 5. 52
mmu – miR – 449a – 5p	MIMAT0001542	– 3. 75	– 2. 03

续表

成熟 miRNAs 名称	登陆号	25mg/L NaF/ Ctrl 倍数	100mg/L NaF/ Ctrl 倍数
mmu – miR – 451a	MI0001730	– 9.36	– 4.31
mmu – miR – 470 – 5p	MIMAT0002111	– 10.78	– 3.16
mmu – miR – 532 – 5p	MIMAT0002889	– 2.05	– 2.07
mmu – miR – 871 – 3p	MIMAT0017265	– 57.41	– 7.75

差异变化的 miRNA 通过靶基因预测软件 starBasev 2.0 （http：//starbase. sysu. edu. cn/targetSite. php）进行靶基因预测，其包含了 TargetScan、PicTar、PITA、miRanda/sirSVR 和 RNA22 等 5 个预测工具的数据。之后，针对靶基因，应用分子注释系统 3.0 （MAS 3.0）（http：//bioinfo. capitalbio. com/mas3/）进行 GO 和 KEGG 通路分析。在生物体内，不同基因相互协调行使其生物学功能，基于 pathway 的分析有助于更进一步了解基因的生物学功能。KEGG 是有关通路的主要公共数据库，通路显著性富集分析以 KEGG 中的通路为单位，应用超几何检验，找出与整个参考基因相比较在候选靶基因中显著性富集的通路。结合小鼠精子中 16 个差异表达的 miRNA 所对应的 671 个靶基因（在 5 个预测工具中，同时存在于其中 3 个的靶基因），我们绘制了氟中毒小鼠精子通过 miRNA 介导的分子机制图（图 4 - 46）。

经过睾丸曲细精管内的精子发生，附睾的精子成熟，精子进入雌性生殖道后，要经过很长一段距离才能找到卵子，精子需游过阴道、子宫颈、子宫、部分输卵管，需经历各种黏液的黏附、强酸的腐蚀，此时，"精海"战术在其中起到了重要作用。到达输卵管峡部后，精子被输卵管上皮细胞（OEC）所黏附，阻止了精子继续向前运动，从而在输卵管内形成了精子库。当排卵发生的时候，部分精子获能并发生超激活运动，以此帮助精子摆脱 OEC 的黏附，随后，机体有两种领航机制，即温度趋向性（趋温性）与化学趋向性（趋化性），以帮助精子找到卵子。Bahat 等人在 2003 年首次证明了哺乳动物精子趋温性的存在，排卵时峡部的温度降低，与壶腹部产生约 2℃的温差，具有趋温性的精子感知这一温度梯度而游向壶腹部。接近卵子附近时，卵细胞及其周围卵丘细胞会释放出具有趋化作用的分泌物，能够感受到这一浓度梯度的精子才能顺利找到卵细胞。关于精子趋化性的

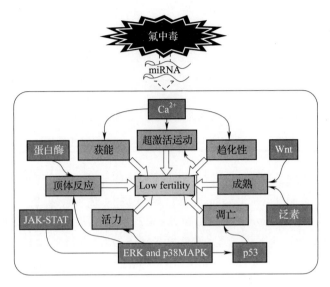

图 4 – 46 氟中毒小鼠精子 miRNA 介导的分子机制图

研究可追溯至二十世纪六十年代中期，Miller 等人在水生无脊椎动物（如海胆、珊瑚虫等）中证实了精子趋化性的存在，对于水生生物而言，由于它们是体外受精，因此精子趋化性具有重要意义，很难想象如果没有精子趋化性，精子与卵子何时才能相遇。后来证明哺乳动物人、小鼠和兔的精子也有趋化作用，但前提是精子获能。具有温度趋向性和化学趋向性的精子游向卵子所在地——输卵管壶腹部，超激活的状态帮助精子穿过黏液、卵丘细胞以及透明带，最终与卵子的质膜融合，完成受精。

　　对人类而言，最终能抵达壶腹部的精子仅 200 个左右，相对比出发时的上亿精子，这个数量微乎其微。在受精前半段路程，精子的数量和活力占主导优势，损失成千上万个精子都属正常，到达峡部后，上百精子的数量，稍有损失就会影响终极目标的实现。

　　许多从体内到体外的研究证实，氟对包括精子密度、活率、活力、畸形率的常规精液品质造成了不同程度的损伤。对于氟对精子受精过程的影响，我们在国家自然科学基金"氟对动物精子超激活及趋化性功能影响的分子机理研究（31072180）"和"氟对小鼠精子 ATP 生成途径的影响及分子损伤机理研究（31201965）"，以及山西农业大学科技创新基金"动态检测氟暴露小鼠精子差异蛋白表达的研究（201203）"的资助下，提出

氟通过 Ca^{2+} 通路和线粒体途径对精子超激活运动及趋化性、能量代谢具有破坏作用。且借助基因表达谱芯片、sRNA 测序、双向电泳及质谱鉴定和相关生物信息学技术研究了氟中毒动物精子基因表达谱、sRNA 及蛋白组学上的改变。

参 考 文 献

Abu – Halima M, Hammadeh M, Backes C, et al. Panel of five microRNAs as potential biomarkers for the diagnosis and assessment of male infertility [J]. Fertil Steril 2014, 102: 989 – 997.

Abu – Halima M, Hammadeh M, Schmitt J, et al. Altered microRNA expression profiles of human spermatozoa in patients with different spermatogenic impairments [J]. Fertil Steril 2013, 99: 1249 – 1255.

Amanai M, Brahmajosyula M, Perry AC. A restricted role for sperm – borne microRNAs in mammalian fertilization [J]. Biol Reprod 2006, 75: 877 – 884.

Amaral A, Lourenco B, Marques M, et al. Mitochondria functionality and sperm quality [J]. Reproduction 2013, 146: R163 – 174.

Aoki VW, Liu L, Carrell DT. A novel mechanism of protamine expression deregulation highlighted by abnormal protamine transcript retention in infertile human males with sperm protamine deficiency [J]. Mol Hum Reprod 2006, 12 (1): 41 – 50.

Carlson AE, Westenbroek RE, Quill TA, et al. CatSper1 required for evoked Ca2 + entry and control of flagellar function in sperm [J]. Proc Natl Acad Sci U S A 2003, 100 (25): 14864 – 14868.

Chinoy NJ, Mehta D, Jhala DD. Effects of fluoride ingestion with protein deficient or protein enriched diets on sperm function of mice [J]. Fluoride 2006, 39 (1): 11 – 16.

Chinoy NJ, Narayana MV, Dalal V, et al. Amelioration of fluoride toxicity in some accessory reproductive glands and spermatozoa of rat [J]. Fluoride 1995, 28 (2): 75 – 86.

Chinoy NJ, Narayana MV. In vitro toxicity in human spermatozoa [J]. Reprod Toxicol 1994, 8 (2): 155 – 159.

Chinoy NJ, Patel BC, Patel DK, et al. Fluoride toxicity in the testis and cauda epididymis of guinea pig and reversal by ascorbate [J]. Med Sci Res 1997, 25 (2): 97 – 100.

Chinoy NJ, Pradeep PK, Sequeira E. Effect of fluoride ingestion on the physiology of reproductive organs of male rats [J]. J Environ Biol 1992, 13 (1): 55 – 61.

Chinoy NJ, Sequeira E, Narayana MV. Effects of vitamin C and calcium on the reversibility of fluoride – induced alterations in spermatozoa of rabbits [J]. Fluoride 1991, 24 (1): 29 – 39.

Chinoy NJ, Sequeira E. Reversible fluoride induced fertility impairment in male mice [J]. Fluoride 1992, 25 (2): 71 – 76.

Chinoy NJ, Sharma A. Amelioration of fluoride toxicity by vitamin E and D in reproductive functions of male mice [J]. Fluoride 1998, 31 (4): 203 – 216.

Chinoy NJ, Sharma A. Reversal of fluoride – induced alteration in cauda epididymal spermatozoa and fertility impairment in male mice [J]. Environ Sci 2000, 7 (1): 29 – 38.

Chlubek D. Fluoride and oxidative stress [J]. Fluoride 2003, 36 (4): 217 – 228.

Collins TF, Sprando RL, Black TN, et al. Multigenerational evaluation of sodium fluoride in rats [J]. Food Chem Toxicol 2001, 39 (6): 601 – 613.

du Plessis SS, Agarwal A, Mohanty G, et al. Oxidative phosphorylation versus glycolysis: what fuel do spermatozoa use? [J] Asian J Androl 2015, 17: 230 – 235.

Dvoráková – Hortová K, Sandera M, Jursová M, et al. The influence of fluorides on mouse sperm capacitation [J]. Anim Reprod Sci 2008, 108 (1 – 2): 157 – 170.

Eisenbach M, Giojalas LC. Sperm guidance in mammals: an unpaved road to the egg [J]. Nature 2006, 7.

Eisenbach M. Sperm chemotaxis [J]. Rev Reprod 1999, 4: 56 – 66.

Elbetieha A, Darmani H, Al – Hiyasat AS. Fertility effects of sodium fluoride in male mice [J]. Fluoride 2000, 33 (3): 128 – 134.

Freni SC. Exposure to high fluoride concentrations in drinking water is associated with decreased birth rates [J]. J Toxicol Environ Health 1994; 42 (1): 109 – 121.

Ghosh D, Das Sarkar S, Maiti R, et al. Testicular toxicity in sodium fluoride treated rats: association with oxidative stress [J]. Reprod Toxicol 2002, 16 (4): 385 – 390.

Gu LJ, Chen ZW, Chen ZJ, et al. Sperm chromatin anomalies have an adverse effect on the outcome of conventional in vitro fertilization: a study with strictly controlled external factors [J]. Fertil Steril 2009, 92 (4): 1344 – 1346.

Izquierdo – Vega JA, Sánchez – Gutiérrez M, Del Razo LM. Decreased in vitro fertility in male rats exposed to fluoride – induced oxidative stress damage and mitochondrial transmembrane potential loss [J]. Toxicol Appl Pharmacol 2008, 230 (3): 352 – 357.

Jodar M, Selvaraju S, Sendler E, et al. The presence, role and clinical use of spermatozoal RNAs [J]. Hum Reprod Update 2013, 19: 604 – 624.

Kiani J, Rassoulzadegan M. A load of small RNAs in the sperm – how many bits of hereditary information? [J] Cell Res 2013, 23: 18 – 19.

Kim J, Kwon WS, Rahman MS, et al. Effect of sodium fluoride on male mouse fertility [J]. Andrology2015, 3 (3): 544 –551.

Koyama S, Amarie D, Soini HA, et al. Chemotaxis assays of mouse sperm on microfluidic devices [J]. Anal Chem 2006, 78 (10): 3354 –3359.

Krawetz SA, Kruger A, Lalancette C, et al. A survey of small RNAs in human sperm [J]. Hum Reprod 2011, 26: 3401 –3412.

Kumar A, Susheela AK. Ultrastructural studies of spermiogenesis in rabbit exposed to chronic fluoride toxicity [J]. Int J Fertil Menopausal Stud 1994, 39 (3): 164 –171.

Lu Z, Wang S, Sun Z, et al. In vivo influence of sodium fluoride on sperm chemotaxis in male mice [J]. Arch Toxicol 2014, 88 (2): 533 –539.

Mao GH, Wang YN, Xu M, et al. Polymorphisms in the MT – ATP6 and MT – CYB genes in in vitro fertilization failure [J]. Mitochondrial DNA 2015, 26: 20 –24.

Miller D, Briggs D, Snowden H, et al. A complex population of RNAs exists in human ejaculate spermatozoa: implication for understanding molecular aspects of spermiogenesis [J]. Gene 1999, 237 (2): 385 –392.

Miller D, Ostermeier GC. Towards a better understanding of RNA carriage by ejaculate spermatozoa [J]. Hum Reprod Update 2006, 12 (6): 757 –767.

Miller D, Tang PZ, Skinner C, et al. Differential RNA fingerprinting as a tool in the analysis of spermatozoal gene expression [J]. Hum Reprod 1994, 9 (5): 864 –869.

Moustafa MH, Sharma RK, Thornton J, et al. Relationship between ROS production, apoptosis and DNA denaturation in spermatozoa from patients examined for infertility [J]. Hum Reprod 2004, 19 (1): 129 –138.

Mukai C, Okuno M. Glycolysis plays a major role for adenosine triphosphate supplementation in mouse sperm flagellar movement [J]. Biol Reprod 2004, 71: 540 –547.

Narayana MV, Chinoy NJ. Reversible effects of sodium fluoride on spermatozoa of the rat [J]. Int J Fertil Menopausal Stud 1994, 39 (6): 337 –346.

Oliva R. Protamines and male infertility [J]. Hum Reprod Update 2006, 12 (4): 417 –435.

Oliveira RG, Tomasi L, Rovasio RA, et al. Increased velocity and induction of chemotactic response in mouse spermatozoa by follicular and oviductal fluids [J]. Reprod Fertil 1999, 115 (1): 23 –27.

Ostermeier GC, Dix DJ, Miller D, et al. Spermatozoal RNA profiles of normal fertile men [J]. Lancet 2002, 360 (9335): 772 –777.

Pushpalatha T, Srinivas M, Sreenivasula Reddy P. Exposure to high fluoride concentration in drinking water will affect spermatogenesis and steroidogenesis in male albino rats [J].

Biometals 2005, 18 (3): 207 – 212.

Qi H, Moran MM, Navarro B, et al. All four CatSperi on channel proteins are required for male fertility and sperm cell hyperactivated motility [J]. Proc Natl Acad Sci U S A 2007, 104 (4): 1219 – 1223.

Ren D, Navarro B, Perez G, et al. A sperm ion channel required for sperm motility and male fertility [J]. Nature 2001, 413 (6856): 603 – 609.

Rufas O, Fisch B, Seligman J, et al. Thiol status in human sperm [J]. Mol Reprod Dev 1991, 29 (3): 282 – 288.

Schoff PK, Lardy HA. Effects of fluoride and caffeine on the metabolism and motility of ejaculated bovine spermatozoa [J]. Biol Reprod 1987, 37 (4): 1037 – 1046.

Siddigui AH. Fluorosis in Nalgonda district, Hyderabad – Deccan [J]. Br Med J 1955, 2 (4953): 1408 – 1413.

Spehr M, Schwane K, Jeffrey AR, et al. Particulate adenylate cyclase plays a key role in human sperm olfactory receptor – mediated chemotaix [J]. Biol Chem 2004, 279 (38): 40194 – 40203.

Steger K, Wilhelm J, Konrad L, et al. Both protamine – 1 to protamine – 2 mRNA ratio and Bcl2 mRNA content in testicular spermatids and ejaculated spermatozoa discriminate between fertile and infertile men [J]. Hum Reprod 2008, 23 (1): 11 – 16.

Storey BT. Mammalian sperm metabolism: oxygen and sugar, friend and foe [J]. Int J Dev Biol 2008, 52: 427 – 437.

Suarez SS. Control of hyperactivation in sperm [J]. Hum Reprod Update 2008, 14 (6): 647 – 657.

Sun F, Bahat A, Gakamsky A, et al. Human sperm chemotaxis: both the oocyte and its surrounding cumulus cells secrete sperm chemoattractants [J]. Hum Reprod 2005, 20 (3): 761 – 767.

Sun Z, Zhang W, Li S, et al. Altered miRNAs expression profiling in sperm of mice induced by fluoride [J]. Chemosphere 2016, 155: 109 – 114.

Sun Z, Zhang W, Xue X, et al. Fluoride decreased the sperm ATP of mice through inhibiting mitochondrial respiration [J]. Chemosphere 2016, 144: 1012 – 1017.

Sun ZL, Niu RY, Su K, et al. Effects of sodium fluoride on hyperactivation and Ca^{2+} signaling pathway in sperm from mice: an in vivo study [J]. Arch Toxicol 2010, 84 (5): 353 – 361.

Sun ZL, Niu RY, Wang B, et al. Altered Sperm chromatin structure in mice exposed to sodium fluoride through drinking water [J]. Environ Toxicol 2014, 29 (6): 690 – 696.

Sun ZL, Niu RY, Wang B, et al. Fluoride – induced apoptosis and gene expression profiling in mice sperm in vivo [J]. Arch Toxicol 2011, 85 (11): 1441 – 1452.

Sun ZL, Wang B, Niu RY, et al. Decreased sperm hyperactivation and low Catsperl expression in mice exposed to fluoride [J]. Fluoride 2009, 42 (3): 167 – 173.

Susheela AK, Kumar A. A study of the effect of high concentrations of fluoride on the reproductive organs of male rabbits, using light and scanning electron microscopy [J]. J Reprod Fertil 1991, 92 (2): 353 – 360.

Tremellen K. Oxidative stress and male infertility – a clinical perspective [J]. Hum Reprod Update 2008, 14 (3): 243 – 258.

Vaux DL, Korsmeyer SJ. Cell death in development [J]. Cell 1999, 96 (2): 245 – 254.

Wang H, Zhou ZM, Xu M, et al. Aspermatogenesis – related gene expression profile in human spermatozoa and its potential clinical applications [J]. J Mol Med 2004, 82 (5): 317 – 324.

Wang JL, Zhang YM, Zhang HJ, et al. Toxic effects of fluoride on reproductive ability in male rats: sperm motility, oxidative stress, cell cycle, and testicular apoptosis [J]. Fluoride 2009, 42 (3): 174 – 178.

Wang X, Sharma RK, Sikka SC, et al. Oxidative stress is associated with increased apoptosis leading to spermatozoa DNA damage in patients with male factor infertility [J]. Fertil Steril 2003, 80 (3): 531 – 535.

Ward WS, Coffey DS. DNA packaging and organization in mammalian spermatozoa: comparison with somatic cells [J]. Biol Reprod 1991, 44 (4): 569 – 574.

Wong A, Chuan SS, Patton WC, et al. Addition of eosin to the aniline blue assay to enhance detection of immature sperm histones [J]. Fertil Steril 2008, 90 (5): 1999 – 2002.

Wu JY, Ribar TJ, Cummings DE, et al. Spermiogenesis and exchange of basic nuclear proteins are impaired in male germ cells lacking Camk4 [J]. Nat Genet 2000, 25 (4): 448 – 452.

Xie L, Ma R, Han C, et al. Integration of sperm motility and chemotaxis screening with a microchannel – based device [J]. Clinical Chem 2010, 56: 8.

Yanagimachi R. The movement of golden hamster spermatozoa before and after capacitation [J]. J Reprod Fertil 1970, 23 (1): 193 – 196.

Zahvoronkov AA, Strochkova LS. Fluorosis: geographical pathology and some experimental findings [J]. Fluoride 1981, 14 (4): 182 – 191.

Zakrzewska H, Udała J, Błaszczykb B. In vitro influence of sodium fluoride on ram semen quality and enzyme activities [J]. Fluoride 2002, 35 (3): 153 – 160.

Zhao YX, Li QL, Yao CJ, et al. Characterization and quantification of mRNA transcripts in ejaculated spermatozoa of fertile men by serial analysis of gene expression [J]. Hum Reprod 2006, 21 (6): 1583 – 1590.

崔留欣, 姜春霞, 程学敏. 生精细胞凋亡在氟致雄性大鼠生殖损害中作用 [J]. 中国公共卫生, 2004, 20 (10): 1217 – 1218.

崔留欣, 姜春霞, 程学敏. 氟致大鼠生精细胞凋亡的研究 [J]. 中国地方病学杂志, 2005, 24 (1): 25 – 27.

崔燕, 刘睿智. 精子氧化应激损伤影响因素研究进展 [J]. 中华男科学杂志, 2009, 15 (11): 1031 – 1034.

冯春琼, 宋艳斌, 邹亚光, 毛向明. 弱精子症患者精子线粒体 MTCYB、MTATP6 基因的检测 [J]. 中华男科学杂志, 2008, 14 (4): 321 – 323.

黄崇. 氟对雄性成年小鼠的生殖毒性作用及其机制研究 [D]. 山西农业大学硕士学位论文, 2006.

李素娟, 张雯, 张孝清, 等. 氟中毒对小鼠精子 ATP 的影响 [J]. 山西农业科学, 2016, 44 (4): 480 – 482.

刘鸿德, 李晓玲, 王新中, 等. 高氟地区男性不育症调查分析 [J]. 苏州医学院学报, 1988, 8 (4): 297.

陆兆静. 氟对小鼠精子趋化性的影响及其机制研究 [D]. 山西农业大学硕士学位论文, 2013.

毛向明, 冯春琼, 邹亚光, 等. 应用基因芯片技术研究成年男性精子的基因表达 [J]. 中华男科学杂志, 2006, 12 (5): 401 – 407.

牛瑞燕, 孙子龙, 安丽霞, 等. 氟对精子毒性作用的研究进展 [J]. 山西农业科, 2010, 38 (9): 93 – 95.

沈忠英. 细胞凋亡研究进展 [J]. 中华病理学杂志, 2000, 29 (1): 63 – 65.

孙殿军, 王丽华. 国际氟研究最新进展 [J]. 中国地方病学杂志, 2002, 21 (5): 410 – 412.

孙子龙. 氟致小鼠精子损伤的分子机理研究 [D]. 山西农业大学博士学位论文, 2010.

谭迎春, 陈子江. 活性氧与男性不育 [J]. 中国男科学杂志, 2006, 20 (4): 68 – 70.

王彬. MAPKs 信号转导通路在氟致小鼠睾丸细胞凋亡中的作用机制研究 [D]. 山西农业大学硕士学位论文, 2011.

王俊东, 著. 氟中毒研究 [M]. 北京: 中国农业出版社. 2007.

王旭初, 李海松, 潘天明. 精核蛋白与男性不育研究进展 [J]. 生殖医学杂志, 2006, 15 (4): 285 – 288.

魏瑞芬. 氟对小鼠睾丸免疫毒性的研究及精子双向电泳图谱的构建 [D]. 山西农业大学硕士学位论文, 2014.

吴永明, 夏欣一, 黄宇烽. 精子 DNA 完整性检测技术研究进展 [J]. 中华男科学杂志, 2006, 12 (8): 737 - 741.

薛星晨. 氟暴露小鼠精子线粒体 DNA 损伤的研究 [D]. 山西农业大学硕士学位论文, 2016.

杨志强, 王晓亚, 曹鹏, 等. 氟对小鼠附睾中成熟精子超微结构的影响 [J]. 中国畜牧兽医, 2013, 40 (8): 137 - 140.

俞作仁, 关纪奎, 葛晔华, 等. 小鼠精子发生后期生精细胞的基因表达谱 [J]. 科学通报, 2002, 47 (18): 1417 - 1421.

张建海. 氟与 SO$_2$ 联合对雄性生殖功能的影响及其机制研究 [D]. 山西农业大学博士学位论文, 2007.

张雯. 氟中毒对小鼠精子 ATP 的影响及生成途径分析 [D]. 山西农业大学硕士学位论文, 2015.

赵仰星, 李巧丽, 王朝霞, 等. 正常生育男性成熟精子 mRNA 的种类和特征 [J]. 中华男科学杂志, 2006, 12 (10): 900 - 903.

第五章　氟对雌性动物生殖健康的影响

本章摘要：在氟的生殖毒性研究中，相对比雄性生殖，氟对雌性动物生殖的影响较少，究其原因，可能与雌性动物发情周期短、体内内分泌系统变化快有关，尽管如此，笔者通过搜集国内外相关文献发现，有支持的，有反对的，现整理出来供大家参考。

美国国家学术出版社于 2006 年出版了由国家研究委员会编写的 *Fluoride in Drinking Water* 一书，书中第六章 "Reproductive and Developmental Effects of Fluoride" 指出：1990 年—2006 年，有 50 多篇文献报道氟的生殖毒性，其中绝大数研究针对雄性动物，较少涉及雌性动物。为什么会出现这样的情况？如果从引起不孕不育的原因出发，女性占到 50%，男性占到 30%，理应有更多氟对雌性动物生殖系统影响的研究。笔者认为，雌性动物发情周期短，如小鼠的发情周期为 5 ~ 6d，体内内分泌系统变化快，激素影响大，很难说清是氟中毒的影响还是动物自身的变化，所以较多的研究集中在氟的雄性生殖毒性方面。实际上，*Fluoride in Drinking Water* 一书筛选的文章有限，如果更广泛些，加上非 SCI 杂志以及不同语言国家出版的杂志，氟的雌性生殖毒性研究还是能整理出一些结果来。

Darmani 等（2001）报道，小鼠暴露于 100mg/L、200mg/L 和 300mg/L NaF 4 周没有影响其生育力；随着时间的延长，在 12 周时，母鼠怀孕率显著降低，同时 200mg/L 和 300mg/LNaF 处理可引起卵巢相对重量升高，活胎率明显降低。Al - Hiyasat 等（2000）研究表明，SD 大鼠摄入 200mg/L NaF 30d 后怀孕率和胚胎着床数均没有发生显著变化，但胎儿成活率降低了 40%。Chinoy 和 Patel（1998）发现，通过灌胃连续 45d 给予雌性小鼠 5mg/kg/d NaF，氟组尿液、血清和卵巢中氟的蓄积显著增多，卵巢中谷胱甘肽过氧化物酶（GSH－PX），超氧化物歧化酶（SOD）和过氧化氢酶（CAT）活力降低，脂质过氧化作用增强。随后，他们又将剂量调整到 10mg/kg/d，30d 后研究发现，氟组尿液中糖原蓄积，卵巢蛋白、3β－羟基脱和 17β－羟基脱氢酶活力显著降低。

176

　　国内学者也对氟的雌性动物生殖健康进行了相关研究。沈维干等（2001）报道给小鼠连续饮用 10mg/kg 和 20mg/kg 的 NaF3d，结果 20mg/kg 组 NaF 可以显著降低小鼠超排卵数，10mg/kg 组和 20mg/kg 组均可以显著抑制卵母细胞第一极体的释放，降低体外受精率，但对小鼠生发泡破裂没有影响，对卵母细胞的体外存活率也无显著影响；结果还显示，2 个染毒组均可以抑制体外受精 24h 时的受精卵的卵裂，但是随着在正常培养液中培养时间的延长，这种抑制作用逐渐解除。周健等（2013）报道 10mg/kg、20mg/kg、40mg/kgNaF 引起雌性小鼠动情期缩短、胎盘重量增加、活胎数减少。重庆医科大学 Zhou 等（2013）通过饮水摄氟（100mg/L 和 200mg/L NaF）12 周和 6 个月，大鼠表现出受损的子宫和卵巢结构，以及降低的雌二醇和孕酮，伴随着 Era、PgR 和 LHR 蛋白的升高，成熟卵泡的抑制，最终影响了雌性动物的生育力。邹文兵等（2014）通过在饲料中添加 45% 和 75% 的某病区原煤加拌泥煤烘烤的玉米饲料（含氟量分别为 47.8mg/kg、96.0mg/kg）60d、120d、180d，动态观察了卵巢颗粒细胞超微结构变化和卵巢颗粒细胞凋亡的情况。结果显示染氟组颗粒细胞核膜皱缩，内质网、核糖体减少，线粒体肿胀；且染氟组颗粒细胞凋亡率均高于同期对照组。

　　最新研究显示，Yin 等（2015）报道雌性小鼠在 50mg/L、100mg/L、150mg/L、200mg/LNaF 饮水摄氟 5 周后，表现出低的体内和体外受精力，同时，与卵子形成相关的 *Dazl*、*Stra8*、*Nobox*、*Sohlh1* 和 *ZP3* 基因以及与卵子生长、顶体反应诱导相关的 *Bmp15*、*Gdf9*、*H1oo* 和 *ZP2* 显著降低，且在表观遗传方面，高氟导致了 DNA 甲基化和组蛋白乙酰化蛋白 H3K18ac 和 H3K9ac 的降低。

　　本课题组研究发现斑马鱼在含 NaF0.79mg/L、18.60mg/L、36.83mg/L 的水体中饲养 30 和 60d 后，会导致雌性斑马鱼卵巢的组织结构严重破坏，类固醇合成基因 *pgr*、*cyp19α1α*、*er* 和 *ar* 和 *hsd3β* 发生了显著变化（图 5-1 和图 5-2）。

　　由于各实验室选用动物不同、动物日龄不同、剂量及摄入时间不同，造成结果的报道有很大差别，除了报道氟对雌性动物生殖系统有毒性作用之外，也有一些报道无毒性作用。Collins 等（2001）将大鼠分为 5 组，每组 48 只雌鼠和 48 只雄鼠，发现给大鼠饮用含 NaF 25mg/L、100mg/L、175mg/L、250mg/L 10 周后 F0 和 F1 代的交配、受精、怀孕和泌乳能力都

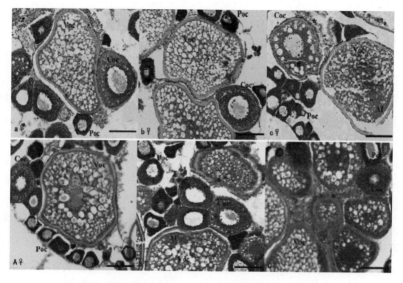

图 5 - 1　氟对雌性斑马鱼卵巢结构的影响（HE 染色）

没有受到影响。常青和李自成（2002）报道成年雌性小鼠分别在孕期（怀孕第一天开始摄氟）及孕前期（12 周摄氟）自由饮用 200mg/L 含氟水，结果发现与对照组相比，小鼠的交配率及受孕率差异无显著性。

氟在体内具有蓄积性，但 90% 以上分布在骨骼、牙齿等硬组织中，对其他软组织的毒性作用受到动物种类及不同品种耐受性、摄氟含量及时间、血清及组织中氟含量等诸多因素的影响。但依据目前的实验结果可以得出结论，高剂量、长时间的氟暴露可以造成雌性动物的生殖毒性损伤，更深入的机理需要进一步的研究理论支撑。但这种分析仅停留在研究阶段，对于人类生活居住的实际情况，是否有高剂量氟暴露的情况存在（有报道称 1000mg/L NaF 以上才会对大鼠产生生殖毒性）、或者多长时间的低剂量暴露才能导致人类生殖功能的影响，都是有待商榷的问题。

同时，怀孕妇女脐带血和羊水中氟化物的存在及其与孕妇血氟含量的正相关性（Gupta 等，1993；Malhotra 等，1993；Shimonovitz 等，1995；Opydo - Szymaczek 等，2007）迫使我们思考另一个重要的问题，即使氟的毒性没有在亲代体现，子代的各组织器官是否受到破坏是一个非常值得关注的焦点。

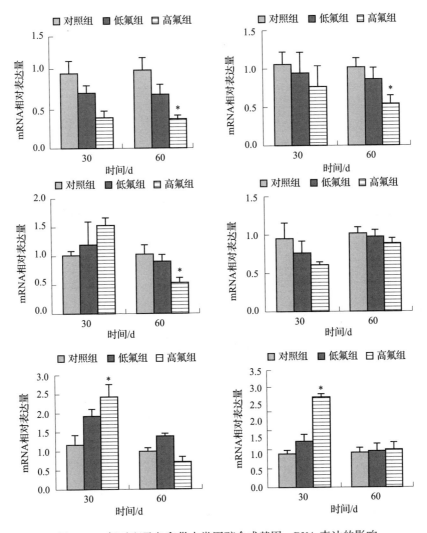

图 5-2　氟对斑马鱼卵巢中类固醇合成基因 mRNA 表达的影响

参 考 文 献

Al – Hiyasat AS, Elbetieha AM, Darmani H. Reproductive toxic effects of ingestion of sodium fluoride in female rats [J]. Fluoride 2000, 33 (2): 79 – 84.

Chinoy NJ, Patel D. Influence of fluoride on biological free radicals in ovary of mice and its reversal [J]. Environ Sci 1998, 6 (3): 171 - 184.

Chinoy NJ, Patel TN. Effects of sodium fluoride and aluminium chloride on ovary and uterus of mice and their reversal by some antidotes [J]. Fluoride 2001, 34 (1): 9 - 20.

Collins TF, Sprando RL, Black TN, et al. Multigenerational evaluation of sodium fluoride in rats [J]. Food Chem Toxicol 2001, 39 (6): 601 - 613.

Darmani H, Al - Hiyasat AS, Elbetieha AM. Effects of sodium fluoride in drinking water on fertility in female mice [J]. Fluoride 2001, 34 (4): 242 - 249.

Gupta S, Seth AK, Gupta A, et al. Transplacental passage of fluorides [J]. JPediatr 1993, 123 (1): 139 - 141.

Li M, Cao J, Chen J, et al. Waterborne fluoride exposure changed the structure and the expressions of steroidogenic - related genes in gonads of adult zebrafish (Danio rerio) [J]. Chemosphere 2016, 145: 365 - 375.

Malhotra A, Tewari A, Chawla HS, et al. Placental transfer of fluoride in pregnant women consuming optimum fluoride in drinking water [J]. JIndian Soc Pedod Prev Dent 1993, 11 (1): 1 - 3.

Opydo - Szymaczek J, Borysewicz - Lewicka M. Transplacental passage of fluoride in pregnant Polish women assessed on the basis of fluoride concentrations in maternal and cord blood plasma [J]. Fluoride 2007, 40: 46 - 50.

Shimonovitz S, Patz D, Ever - Hadani P, et al. Umbilical cord fluoride serum levels may not reflect fetal fluoride status [J]. J Perinat Med1995, 23 (4): 279 - 282.

Yin S, Song C, Wu H, et al. Adverse effects of high concentrations of fluoride on characteristics of the ovary and mature oocyte of mouse [J]. PLoS One 2015, 10 (6): e0129594.

Zhou Y, Qiu Y, He J, et al. The toxicity mechanism of sodium fluoride on fertility in female rats [J]. Food Chem Toxicol 2013, 62: 566 - 72.

Zhou Y, Zhang H, He J, et al. Effects of sodium fluoride on reproductive function in female rats [J]. Food Chem Toxicol 2013, 56: 297 - 303.

常青, 李自成. 过量氟对雌性小鼠生殖及其子鼠发育毒性的影响 [J]. 广东医学, 2002, 4: 353 - 355.

沈维干, 王丽, 荀爱华, 等. 氟化钠对小鼠卵母细胞成熟和体外受精的影响 [J]. 中华预防医学杂志, 2001, (35) 3: 171 - 173.

周健, 李宏辉, 朱玲勤, 等. 氟化钠对雌性小鼠生殖功能及仔鼠行为的影响 [J]. 现代预防医学, 2013, 19: 3547 - 3549.

邹文兵, 夏曙华, 徐静峰, 等. 燃煤型氟中毒对雌性大鼠卵巢颗粒细胞的影响 [J] 环境与健康杂志, 2014, 2: 124 - 127.

第六章　氟对下丘脑－垂体－性腺轴的影响

本章摘要： 前期研究表明氟可通过血脑屏障和血睾屏障，下丘脑和垂体属于神经内分泌组织，是调控体内内分泌系统的重要组织，氟对生殖系统的损伤是否与氟通过血脑屏障对下丘脑和垂体的影响有关，还是直接作用于生殖系统本身，是在研究氟生殖毒性过程中需要阐明的一个科学问题。

机体内分泌系统有三大分支系统：下丘脑－垂体－甲状腺轴、下丘脑－垂体－肾上腺轴和下丘脑－垂体－性腺（HPG）轴。由此可见，下丘脑和垂体可以说是机体内分泌的控制中心。下丘脑位于大脑的底部，第三脑室的下部和两侧，包括视交叉、灰结节、乳头体和由灰结节向下延伸的漏斗；脑垂体位于蝶骨的垂体凹内，与丘脑下部相连接，分为腺垂体和神经垂体。就 HPG 这条轴而言，下丘脑能产生多种释放激素和抑制激素，其中促性腺激素释放激素（GnRH）是一种有极强生物活性的小分子十肽化合物，与生殖功能关系密切，而 GnRH 又受到 Kisspeptin（KiSS－1）和 Kisspeptin receptor（GPR54）的调节。GnRH 激活垂体前叶分泌细胞膜上的特异性受体 GnRH 受体（GnRHR），呈脉冲式释放，通过垂体门脉系统到达腺垂体前叶，刺激垂体促性腺激素细胞合成和分泌促性腺激素卵泡刺激素（FSH）和黄体生成素（LH），同时也促进这些效应细胞产生更多的GnRH 受体，从而加强其作用。FSH 和 LH 分别激活位于睾丸中的受体并与之结合后，调节睾丸的发育、类固醇激素的生成和精子的生成。FSH 与其受体（FSHR）结合后，刺激睾丸生精小管支持细胞合成雄激素结合蛋白（ABP），促进精子发生；LH 与其特异的、具有高亲和力的受体（LHR）结合后，作用于睾丸间质细胞，激活腺苷酸环化酶，从而促进合成雄激素－睾酮（T）。

前期有研究证实，氟可以通过血脑屏障而导致脑组织发生病变，包括损伤海马和皮质，导致学习记忆能力下降等。而且氟对生殖系统影响的研究也会涉及到下丘脑－垂体－性腺轴中的部分相关激素，较多的报道是氟致睾酮含量的降低，但为什么会降低，除了睾丸组织受到损伤，是否还存在其他因素的影响？陈培忠等对地方性氟中毒重病区（饮水含氟量 4.03 ～ 4.90mg/L）20～55 岁成年男性有关生殖内分泌指标进行了检测，结果显示，血清睾酮水平明显低于对照，而 LH、FSH 含量则显著增高。Ortiz – Pérez 等（2003）报道高氟区（3 – 27mg/day）133 名男性血清中的抑制素 – B、睾酮和催乳素指标显著低于低氟区 27 名男性（2～13mg/d），而 FSH 显著升高，同时 FSH 与抑制素 – B 呈明显的负相关性。Reddy 等（2007）对实验动物的研究表明氟化钠导致子代新生小鼠血清中的 FSH、LH 和 T 含量都发生了明显变化。Sprando 等（1997）对 NaF 暴露的亲代和子代小鼠研究发现，血清中的 FSH、LH 和 T 都没有发生显著改变。这些不一致的结果使得氟对下丘脑 – 垂体 – 性腺轴的影响变得更加扑朔迷离。究其原因，主要是没有在一个实验中设计整个轴系统，而是分散在几个激素之间。

通过查阅文献发现氟对下丘脑 – 垂体 – 性腺轴影响的文章较少，国内有郑州大学崔留欣等两篇文章《氟对雄性大鼠下丘脑 – 垂体 – 性腺轴内分泌干扰作用的实验研究》《氟对暴露人群下丘脑 – 垂体 – 性腺轴激素水平的影响》，文章对血清中的促性腺激素释放激素、促性腺激素和性激素进行了检测。结果显示，以水氟浓度小于 1.0mg/L 的沈李楼村作为对照区，高氟区（水氟浓度为 3.89mg/L 的开封孙营村）男性、女性血清 GnRH 水平与对照区比较差异均无显著性。高氟区男性血清 LH 水平明显高于对照区，女性血清 LH 水平与对照区比较，差异无显著性；高氟区男性血清 T 水平明显低于对照区，而女性血清 T 水平则明显高于对照区；高氟区男性、女性血清雌二醇（E2）水平与对照区比较差异均无显著性。动物实验结果表明，高氟组（100mg/L）、低氟组（30mg/L）大鼠血清 GnRH 和 FSH 浓度明显高于对照组；氟组间质细胞刺激素（ICSH）浓度低于对照组，但差异无显著性；高氟组、低氟组 ICSH/FSH 比值明显低于对照组；高氟组 T 明显低于对照组；氟组 E2 显著高于对照组；氟组 T/ICSH 比值明显低于对照组。

本课题组分别检测了摄氟 60d 和 180d 小鼠下丘脑 – 垂体 – 睾丸轴的变化。通过透射电镜观察发现，如图 6 – 1 所示：

（1）下丘脑神经元细胞结构　对照组神经元细胞核核膜完整，染色质分布均匀，线粒体呈圆形或椭圆形，内嵴清晰；100mg/L NaF 组神经元细胞核常染色质稀疏，异染色质边集，聚集成团块，核膜肿胀、破裂、不完整，线粒体嵴断裂。

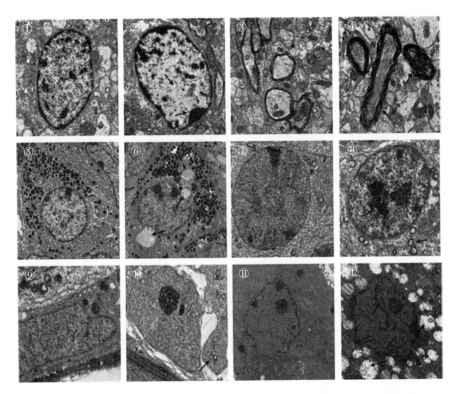

图 6－1　氟对下丘脑、垂体和睾丸超微结构的影响. 对照组下丘脑（①和③），
氟组下丘脑（②和④）；对照组垂体（⑤），氟组垂体（⑥）；对照组睾丸（⑦，⑨，
⑪），氟组睾丸（⑧，⑩，⑫）.（①－④）×12,000,（⑤－⑥）×10,000,（⑦－⑫）×8000.

（2）下丘脑神经髓鞘结构　对照组神经髓鞘排列紧密，呈整齐的层
状结构；100mg/L NaF 组神经髓鞘板层呈离散状态，排列模糊不清，呈葱
皮样变，有些髓鞘板层发生断裂，另严重的可见变性的神经髓鞘板层形成
髓鞘球。

（3）垂体促性腺激素细胞　对照组促性腺激素细胞核呈圆形，位于
细胞一角，胞质中分泌颗粒大小不一，电子密度高，胞浆中有大量线粒
体、粗面内质网、高尔基体；100mg/L NaF 组细胞核不规则，异染色质聚
集，线粒体肿胀，嵴断裂，空泡化，内质网扩张。

（4）睾丸精原细胞　对照组精原细胞位于生精小管基底部，染色质
呈颗粒状，细胞器少；100mg/L NaF 组细胞核染色质聚集，胞浆中的线粒

体肿胀、嵴断裂，空泡化。

（5）睾丸精母细胞　对照组睾丸精母细胞包括初级精母细胞和次级精母细胞，含量很多，位于精原细胞内侧，核圆，染色质呈粗网状分布；100mg/L NaF 组核染色质聚集成团，线粒体肿胀，内质网扩张。

（6）睾丸支持细胞　对照组细胞核大而不规则，胞质中分布许多亚细胞器，胞浆致密；100mg/L NaF 组细胞胞浆密度降低，线粒体空泡化。

（7）睾丸精子细胞　对照组精子细胞体积小，核圆相对较大，一般在胞质中可见发达的高尔基体、顶体泡、线粒体等；100mg/L NaF 组精子细胞的顶体膜不完整，胞质内线粒体形成空泡，染色质聚集，核膜破裂、不完整。

（8）睾丸间质细胞　对照组细胞体积较大，表明有很多微绒毛，胞核形状不规则，核仁明显，胞质内有极为丰富的线粒体，呈各种形态；100mg/L NaF 组细胞核变性，成分裂状，细胞局部核膜不完整，线粒体嵴断裂，形成很多空腔，胞浆减少。

60d 氟暴露组血清中 FSH、LH、T 激素含量与对照组相比无显著性差异（$p > 0.05$）。Real – time 荧光定量 PCR 检测结果显示（图 6 – 2），与对照组相比，不同浓度的氟（25mg/L、50mg/L、100mg/L NaF）暴露对小鼠下丘脑组织中 *GnRH* mRNA 相对表达量的影响没有显著差异；小鼠垂体组织中 *FSHβ*、*LHβ* 和 *GnRH – R* mRNA 表达量的影响均没有显著性差异。小鼠睾丸组织中 *FSHR* mRNA 相对表达量在 100mg/L NaF 组显著降低，差异显著；*LHR*、*SHBG*、*INHa* 和 *INHβ* mRNA 相对表达量在 50mg/L 和 100mg/L NaF 组都显著降低，差异显著。

FSH 和 LH 从垂体释放后进入血液循环，到达作用的靶器官，分别与其各自的受体 FSHR 和 LH 结合后，刺激睾丸发挥其功能。FSHR 和 LHR 是一类 G 蛋白偶联受体，FSHR 在睾丸支持细胞特异表达，而 LHR 在睾丸间质细胞特异表达。FSH 与 FSHR 结合后促进精子的生成，而 LH 和 LHR 结合后刺激间质细胞分泌合成、分泌和释放睾酮，并协同 FSH 促进精子的生成。抑制素（Inhibin，INH）是由睾丸支持细胞分泌的一种重要激素，它与精子发生及 FSH 分泌的负反馈调节有关，可以直接抑制 FSH 的合成和释放，因此而得名。抑制素是一种肽类激素，是转化生长因子 β（TGFβ）超家族的一员，可以通过旁分泌和自分泌方式调节睾酮的合成和精子的生成。INH 的结构是一个二聚体，由 α 亚单位和 β 亚单

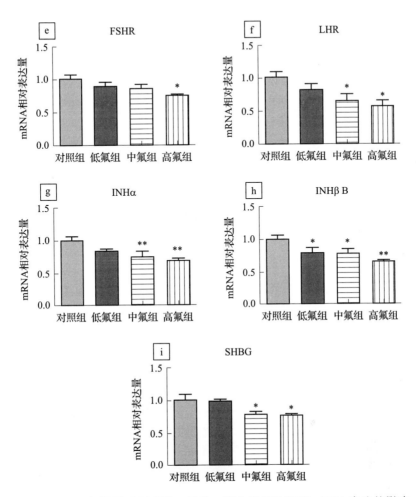

图 6 - 2　60d 氟暴露对下丘脑 - 垂体 - 睾丸轴相关基因 mRNA 表达的影响

注：∗ 表示 $P < 0.05$，∗∗ 表示 $P < 0.01$，与对照组相比

位通过二硫键构成，β 亚单位又分为两种：βA 和 βB，他们共同构成两种形式的抑制素，即：INH - A（$\alpha - \beta$A）和 INH - B（$\alpha - \beta$B）。而在男性体内，INH 的主要生理形式是 INH - B，并通过其调节 FSH 的分泌合成。在啮齿类动物中，性激素结合蛋白（SHBG）在支持细胞中表达，产生睾丸特有的雄激素结合蛋白（ABP），它分泌于睾丸的生精小管内而控制睾酮的活性。SHBG 与雄激素和雌激素有很强的亲

和力，在雄性动物中，它调节雄激素的分泌合成，并且影响精子的生成，从而影响生殖功能。研究表明，雄性大鼠体内缺乏 ABP，则会导致大鼠发生进行性不育。

徐蕊等（2010）在体外培养大鼠睾丸支持细胞，并对细胞给予不同浓度的 NaF 溶液，与对照组相比，ABPmRNA 在 2.5mg/L 组显著高于对照组（$P < 0.05$），其他组（5.0mg/L、10mg/L、20mg/L 组）没有统计学意义；$INHB$mRNA 在 2.5 和 5mg/L 组均显著高于对照组（$P < 0.05$），其余两组无显著变化（$P > 0.05$）。以上发生显著变化的基因为进一步阐明氟的雄性生殖毒性提供了思路。随后，我们检测了 180d 氟暴露对 HPG 轴的影响，发现血清中睾酮有显著影响，其他下丘脑和垂体分泌激素未见显著性。对下丘脑－垂体－睾丸轴与生殖激素相关的基因的影响主要体现在睾丸组织（图 6 - 3），与对照组相比，与睾酮生成相关的 $LH - R$、$FSH - R$、$P450scc$、$3\beta - HSD$ 和 $CYP19$mRNA 表达量发生了显著变化。

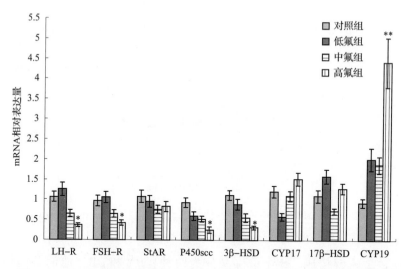

图 6 - 3　180d 氟暴露对下丘脑－垂体－睾丸轴相关基因 mRNA 表达的影响

注：* 表示 $p < 0.05$，** 表示 $p < 0.01$，与对照组相比

虽然相关文献较少，但结合前期研究结果可以得出初步结论，那就是氟暴露对下丘脑－垂体－睾丸轴的影响主要体现在对睾丸的损伤上，尤其是类固醇激素生成方面，而对下丘脑和垂体的影响是次要的。

参 考 文 献

Han H, Sun Z, Luo G, et al. Fluoride exposure changed the structure and the expressions of reproductive related genes in the hypothalamus－pituitary－testicular axis of male mice ［J］. Chemosphere 2015, 135: 297－303.

Mullenix PJ, Denbesten PK, Schunior A, et al. Neurotoxicity ofsodium fluoride in rats ［J］. Neurotoxicol Teratol1995, 17: 169－177.

Niu R, Wang J, Sun Z, et al. Transcriptional regulatory dynamics of the hypothalamic－pituitary－testicular axis in male mice exposed to fluoride ［J］. Environ Toxicol Phar 2015, 40: 557－562.

Ortiz－Pérez D, Rodríguez－Martínez M, Martínez F, et al. Fluoride－induced disruption of reproductive hormones in men ［J］. EnvironRes2003, 93: 20－30.

Reddy PS, Pushpalatha T, Reddy PS. Suppression of male reproduction in rats after exposure to sodium fluoride during early stages of development ［J］. Naturwissenschaften 2007, 94 (7): 607－611.

Silveira LF, Teles MG, Trarbach EB, et al. Role ofkisspeptin/GPR54 system in humanreproductive axis ［J］. Front HormRes 2010, 39: 13－24.

Sofikitis N, Giotitsas N, Tsounapi P, et al. Hormonal regulation of spermatogenesis and spermiogenesis ［J］. J. SteroidBiochemMolBiol2008, 109: 323－330.

Sprando RL, Collins TF, Black TN, et al. Testing the potential of sodium fluoride to affect spermatogenesis in the rat ［J］. Food Chem Toxicol 1997, 35: 881－890.

陈培忠, 孟宪才, 郝继涛, 等. 高氟对成年男性生殖内分泌功能的影响 ［J］. 地方病通报 1997, 2: 57－58.

韩海军. 氟中毒对小鼠下丘脑－垂体－睾丸轴结构及生殖相关基因的影响 ［D］. 山西农业大学硕士学位论文, 2015.

郝鹏飞, 马晓英, 程学敏, 等. 氟对暴露人群下丘脑－垂体－性腺轴激素水平的影响 ［J］. 卫生研究 2010, 39 (1): 53－55.

马晓英, 程学敏, 李富冉, 等. 氟对雄性大鼠下丘脑－垂体－性腺轴内分泌干扰作用的实验研究 ［J］. 卫生研究 2008, 37 (6): 733－735.

徐蕊, 尚卫超, 刘建民, 等. 氟对体外大鼠睾丸支持细胞雄激素结合蛋白和抑制素 B mRNA 表达的影响 ［J］. 卫生研究 2010, 5: 615－617.